임상심리사는 이렇게 일한다

임상심리사는
이렇게 일한다

장윤미 지음

병원으로 출근하는 사람들 ④

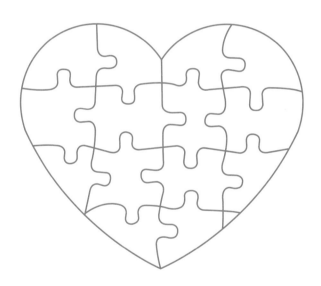

청년의사

뒤틀린 세계

오래된 의자에 앉아 마음에 대해 쓴다. 지나간 세월과 새로운 시간을 조용히 섞어 낸다. 어울리지 않는 조각을 고르고 툭탁툭탁 쳐내는 일에 정성을 다한다. 이 일을 한 지도 오래되었다. 무언가로부터 쉽사리 헤어 나오지 못하는 사람들이 나에게 온다. 하루가 멀게 현실을 감당할 수 없는 폭이 커지는 이들. 마지막으로 붙잡을 지푸라기를 찾아 헤매지만 쉬이 찾을 수 없는 상황에 놓인 사람들. 나는 이들의 마음속을 심리 도구를 통해 쓰고 그리는 일을 하는 임상심리사다.

임상심리사라고 하면 어떤 장면이 떠오르는가. 임상병리사와 내 직업을 많이들 혼동한다. '임상'이라는 서두의 말만 듣고 '심리사'라는 소리는 흘려보낸다. 그만큼 내 직업을 낯설게 느끼는 이들이 많다.

임상심리사는 정신건강복지센터, 병원 및 의원(정신과, 신경과, 재활의학과 등), 병무청, 국립법무병원, 해바라기센터 등 여러 장면에서 심리검사를 비롯한 치료 활동을 하고 있는 중요한 직업군 중 하나이다. 나 또한 일정한 자격 요건을 갖추고 수련을 거쳐 임상심리사가 되었다. 지금은 환자의 상태를 파악하기 위한 심리평가보고서를 쓰는 일을 하고 있다.

인터넷에 임상심리사를 검색하면, 기출문제나 자기계발 서적과 관련된 정보가 주를 이룬다. 특출난 저자들이 쓴 심리 치유를 주제로 한 책들도 많다. 글을 읽다 보면 '그들이 쓴 말들처럼 인생을 잘 살아가고 있는 걸까?'라는 마음이 생기기도 한다. 이상적인 이야기들이 마치 보편적인 현상처럼 보여 어지럽다.

이 책에는 우울한 마음을 회복시키는 구체적인 방법이나, 불안한 마음을 다독이는 해독제는 없다. 환자의 사례를 들어가며 진단이나 치료적 방향을 제시하는 책도 아니다. 더욱이 심리사라는 소수 직종에 대해 불편함을 토로하거나 버스 기사, 경찰관, 대리기사와 같은 하나의 직업을 가지고 살아가는 직업적 애환만을 표현한 글도 아니다.

어떻게 하면 임상심리사가 된다는 절차적 이야기와 함께 내 경험을 토대로 말하듯이 쓰려고 노력했다. 임상심리사가 되고 싶은 마음에 궁금해서 보는 이들도 있겠지만, 임상심리사가 될 생각이 없는 채로 이 책을 읽고 있는 이도 있을 것이다. 임상심리사가 되어야 한다는 의무감보다는 우선 글에 빠져 보길 바란다.

현장에서 사람의 마음을 치료하기 위해 심리평가 및 심리치료를 하는 내용도 있지만 임상심리사의 직업 세계에 초점을 두었다. 병원으로 출근하는 마음이 즐겁기를 바라는 마음을 불어넣고 싶었다. 심리학자는 모든 것을 관통하고 해탈할 것 같지만 그렇지만은 않다. 나 역시 그렇다. 매번 사는 것이 힘들고, 나조차도 놓아 버리고 싶을 때가 있지만 여전히 살아 있다. 힘듦에도 살아 있을 수 있는 마음을 전하고 싶다.

암흑인 채로 세상에 나동그라졌다고 생각했는데 어떤 행동 하나가 나에게 빛을 주기도 한다. 인생의 많은 시간을 '일'하며 보내야 한다면, 즐기면서 할 수 있으면 좋겠다. 나만 잘 사는 세상이 아니라 함께 잘 사는 세상을 꿈꾼다.

임상심리사
장윤미

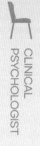

CLINICAL
PSYCHOLOGIST

프롤로그　뒤틀린 세계　　　　　　　　　　　　**4**

 제1장

심리
어린이

발걸음과 발자국　　　　　　　　　　　　15

잃어버린 아이들　　　　　　　　　　　　18

떠나고 머무르는 자　　　　　　　　　　23

나의 눈부신 심리학　　　　　　　　　　28

피노키오와 피터팬　　　　　　　　　　31

제2장 심리 입문

마음에 씨앗 심기 37

심리학부 유영하기 45

한국에서 심리학 하기 50

누구를 위한 자격증 58

심리 꽃이 피었습니다 67

제3장 슬기로운 수련 생활

수련하겠습니다! 81

수련 풍경 89

환자와 범죄자 사이 96

시작! 심리검사 101

그대 곁에 내가 있다는 것 112

앉으나 서나 임상심리사 117

할머니 임상심리사 120

**심리평가
생활**

배터리가 필요해   127

안녕! 심리검사   134

실시요강   141

자신의 마음을 여행하는 히치하이커를 위한 안내서   149

첫 마음으로부터   155

 **정신병원
생활**

계절을 만나다   165

정신병원 탐구   172

공포의 시선   178

정신질환자를 바라보는 태도   183

꽃신 신고 나들이 가자   188

사라지고 피어오르는 연기   196

제6장 대학병원 생활

임상심리사로 살아남기   207

기관의 구성원으로 살아가기   212

임상심리 실무자로 있습니다   215

직업을 가진 이들의 정신건강을 위하여   221

완벽한 사람은 없다   226

나오는 글   올망졸망 곰실곰실   230

부록 임상심리사 종류에 따른 자격 설명   236

정신건강전문요원 수련 시 인정과목   245

임상심리를 알아가는 데 도움이 되는 책   247

한국심리학회 및 산하학회 소개   249

에필로그   임상심리사의 하루   250

(제1장)

심리
어린이

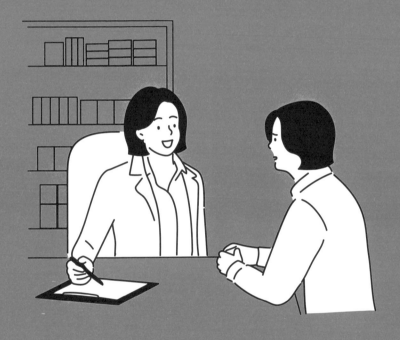

발걸음과
발자국

어린 시절을 수많은 질문 속에서 보냈다. '나는 왜 사는가?'라는 물음을 시작으로, '학교에 왜 다녀야 하지?', '결혼은 왜 해야 할까?', '취직은 왜 해야 되지?'와 같은 사람들이 으레 밟으면서 해 나가는 것에 대해 의문을 품으며 지냈다. 학교를 왜 다녀야 하는지 모른 채 다니고, 결혼을 왜 해야 하는지 모른 채 살아야 하는 것이 답답했다. 나는 '어떻게'로 살아가는 사람들 중에 '왜' 살아야 하는지를 궁금해하는 어린이였다. 그렇게 되자, 이유를 알지 못한 채 사회의 규칙 속에 있는 '나'라는 존재 자체가 의문이 됐다. 당시에는 의문이 있어야 성장한다는 것을 알지 못했다.

그러나 지금은 안다. 그 시간 덕분에 현재의 내가 있음을. 사유했던 시간들 덕분에 오히려 더 여유로운 사람이 되었다. 생각을 거듭하느라 바빴다기보다는 오히려 나로 있을 수 있는 시간을 만나 명료해졌다. 그 시간들을 통해 배운 것은 어린이들은 지식을 줍기에만 바쁜 삶을 '지금 여기'에 두지 않아도 된다는 거다. 본질에 대해 생각할 수 있는 틀을 다지는 시기가 있어야 한다.

처음 미끄럼틀을 접한 아이는 어디로 올라가야 하는지 알지 못한다. 내려와야 하는 미끄럼틀을 밟고 올라가기도 하고, 때론 높이 올라가 뛰어내리기도 한다. 이미 세상을 경험해 본 어른들은 자유롭게 뛰노는 아이들에게 차례를 지키고 사용 방법을 숙지시킨다. 그렇게 하지 않을 시에는 주의를 준다.

세상에 존재하는 대다수의 것들에는 규칙이 존재한다. 때로는 이 규칙을 통해 서로를 감시하기도 한다. 어쩌면 온전히 즐긴다는 것은 애초에 불가능한 일인지도 모른다. 사회의 구성원이 되기 위해 남들과 똑같아지는 건 두려워하지 않고, 오히려 세상을 유연하게 바라보는 걸 두려워한 채로 성장한다. 실상은 그렇지 않은데도 말이다.

어린이들은 미끄럼틀을 밟고 올라가 보기도 하고 다른 방법을 사용해서 놀아도 된다. 타인을 밀치고 다치게 하는 것이 아니라면 충분히 알고 나서 규칙을 마음으로 받아들이고 인지할 수 있는 곳이 어린이 세상이길 바란다. 생각과 경험을 통해 스스로 얻은 마음은 맹렬히 나아가기만 하는 불도저와는 다른 형태로 나를 감싸 안을 것이다.

물음 자체로 좋다. 물음에 함께 고민할 어른들이 많아지면 더 좋다. 발버둥쳐 잡으려 안간힘을 쓰라는 말이 아니다. 의연하게 바라보고 자신에게 맞는 옷을 찾아가는 시각을 가져야 한다. 세상에 물음표를 가지고 바라보면 의연하고 유연한 힘을 키울 수 있다.

잃어버린
아이들

침잠해 있는 아이.

곁에 두고 싶지 않은 아이.

곯아 있으나 다가가지도, 가만히 놔둘 수도 없어 이러지도 저러지도 못하는 아이.

수많은 어두운 아이들이 있다. 그들은 저마다의 이유로 어둡다. 나 또한 그런 아이였다. 우리 주변에는 암흑이 언제 끝날지 모르는 벼랑 끝에 있는 어린이들이 많다. '나'로 살아가는 일이 기쁨의 선을 넘어 고(苦)인 아이에게 어떤 말을 해 주고, 그들은 지금의 상태에서 무엇을 받아들일 수 있을까.

자애로운 부모의 손을 잡고 심리 문제를 치료하고자 심리실에 들어오는 아이는 그나마 다행인가. 애초에 아이들의 마음에 생채기가 생긴 것에 다행스럽다는 말을 쓰는 자체가 쓰린 일이다. 그러나 그렇지 못한 가족의 테두리에 있는, 병원의 문턱조차 밟아 보지 못하고 심연의 어둠 속에서 움츠리고 있는 아이들이 더 많음에 통감해야 한다. 짧다면 짧고, 길다면 긴 세 시간 남짓의 시간에 임상심리사는 배척당했던 마음을 조용히 들여다본다. 나를 만나러 오지 못했을 수많은 어두운 아이들에게 마음을 건네는 작업도 함께 한다.

　　아이들은 성장한다. 그대로 멈춰 버린 채 어른이 될 수는 없다. 다만 누군가는 1만큼 성장할 때 누군가는 100만큼 성장하는 틈이 벌어질 뿐이다. 그 1만큼의 성장선에 있는 아이들을 조금 더 보듬고 물을 주려는 임상심리사로 살고 있다.

　　임상심리사가 주는 물은 동점심과는 구별할 필요가 있다. "아이들이 오면 짠해서 어떻게 검사해요?"라고 묻는 이들이 있다. 그런데 이런 물음을 들으면 생각해 본 적이 없어 의아하다. 앞의 이야기와 역설적으로 들리기도 하겠다만 분명 다른 이야기다. 그런 마음을 가지고서는 심리검사를 할 수 없다. 심리사로서의 태도는 동정과는 거리가 멀다.

　　심리검사에 객관성을 유지하면서 가져야 할 심리사의 태도가 있다. 환자에 대한 동정심은 오히려 그릇된 판단으로 이어질 수 있다. 그리고 심리사의 정신건강에도 좋지 않다. 또한 '심리사를 만나서 검사를 하는 것이 뭐가 짠한 일인가?'라는 의문도 있다. 동정심과 이타심의 혼동부터 거르고 환자를 대해야 한다.

신뢰하는 검사를 바탕으로 객관적인 평가를 하는 것이 심리검사자의 기본 자세이다. 그러나 나는 심리검사 도구가 아니라 평가자이기에 신뢰도와 타당도를 가진 검사 도구 위에 내려앉은 주관적인 물결을 매번 마주한다.

병원에 심리검사를 받으러 오는 아이들 중에는 이르면 두 살 남짓인 아이도 있다. 이럴 경우 보호자 면담에 의존해야 한다는 단점이 있다. 아무래도 심리검사 장면에서는 환자로 온 이가 자신의 상태를 어느 정도는 외현으로 나타낼 수 있어야 평가하기에 더 좋다.

이날 만난 아이는 두 살이었다. 검사 시간이 흐를수록 탈억제, 상동 행동이 눈에 들어왔다. 진단을 행동관찰만으로 내릴 수는 없고, 보호자 면담 결과에서는 진단보다는 관찰이 필요한 상태였다. 그런 내 마음을 꿰뚫기라도 한 듯이 아이의 아버지가 "애매하면 차라리 자폐 진단을 내려줘서 아이가 치료받을 수 있도록 해 주세요"라고 한다. 이런 말에 나도 모르게 침묵하게 된다. 왜 보호자의 말이 나를 서글프게 했을까?

심리실에 아이를 데려오는 부모는 자식에게 객관성을 유지하지 못하는 경우가 많다. 객관성을 유지하지 못함은 앞의 보호자와는 반대의 길로 뻗어 나가는 것이 보통이다. 아이가 발달에 문제가 있음에도 불구하고 치료는 받되, 진단은 보류하는 이도 적지 않다. 부모는 아이가 어릴수록 전문가 진단을 받아들이기 어려워하는 과정을 거친다. 그러나

이 아이 아버지는 남달랐다. 진단을 위해 달려가는 마차 같았다.

아침 일찍부터 달려온 만남이 내 마음을 술렁이게 한다. 마음속에서 무언가 빠져나가는 것 같다.

어느 날에는 환자복을 입은 여덟 살 난 남자아이가 검사실에 들어왔다. 내가 근무하는 곳에는 외래에 심리실이 자리하고 있다. 보통 일상복을 입은 환자들을 검사실에서 만나게 된다.

아이는 빠진 머리 위에 노란 니트 모자를 쓰고 밝은 표정으로 들어왔다. 장기간 치료를 하며 걸어 다닌 시간보다 병실에 누워 있는 시간이 더 많았다고 한다. 부모도 아파하는 아이에게 학습보다는 마음을 받아 주려 했다고 한다. 이 말 속에서 부모의 간절한 마음이 보인다. 지능에 아무 문제가 없었으면 좋겠다는.

아이는 또래 아이들보다 인지적으로 받아들이는 정도가 느린 것 같다는 의사의 소견을 듣고 지능검사를 하러 왔다. 결과는 정상이었다. 연령에 따른 학습적인 수행이나 노력하는 시간이 상대적으로 적다 보니 언어적인 함양이나 표현 능력이 또래보다 약간 낮았다. 하지만 문제를 해결하는 양식에 이상이 없었고, 전체 지능 수준도 지적 장애를 논할 정도가 아니었다. 검사를 마치고 잠시 아이와 조용한 시간에 함께 놓이게 될 때가 있다. 아이가 알 수 없는 깊이의 눈으로 나를 응시한다. 아무 말도 없는 짧은 침묵의 시간에 나는 또 아이에게 배운다.

두 눈을 가지고도 앞을 알 수 없는 상태의 아이들을 대하는 자세가 시간과 세월의 묻어남에 따라 달라진다. 수련이나 실습으로 심리검사를 어떻게 해야 하는지 배운다. 그것이 지식으로 누군가를 가르치기 위해선 적당할지언정 직접 환자를 만나기에는 부족하다. 실제로 무수히 많은 환자를 직접 만나서 겪어 보고 삶의 길을 걸어가기도 하면서 체득하는 걸 간과할 수 없다.

아이들을 만나는 일은 매번 어렵다. 어지러웠던 어린 시절을 지나 이제는 벗어났다고 생각했는데 다시 아이들을 만나는 게 버겁게 느껴지기도 한다. 목적을 가지고 검사를 끝까지 해야 한다고 결심하고 오는 성인에 반해, 보호자의 손에 이끌려 영문도 모른 채 몇 시간 동안 앉아 있어야 하는 고역을 감내해야 하는 아이들이다 보니 더 힘들다. 그럼에도 나는 게을리하지 않고 삐죽했던 마음의 가지에 부드러운 싹이 돋아나길 바라는 마음으로 책 너머의 그들을 본다.

책에서 본 것만이 능사가 아님을 안다. 할 일을 인지하고 있는 상태에서 이론을 준수하는 것과 그것이 상책이 아님을 아는 경계를 아우름이 필요하다. 내 인생에는 없으리라 여겼던 일들이 나에게로 흘러온 것에는 이유가 있었으리라. 그리고 아이들의 마음이 톡톡 나를 두드리는데도 이유가 있으리라. 마음을 주워 담아 아이들을 만난다.

어두운 심연의 세상에 홀로 놓여 있다고 생각하는 너에게도 곧 아름답고 빛나는 세상이 오리라 장담하면서.

떠나고 머무르는 자
-지금의 관계가 전부라고 생각하는 너에게

나는 저녁 여덟 시면 다음날 입을 옷과 가방 정리를 끝낸 뒤 잠드는 어린이였다. 부모님이 깨우지 않아도 스스로 일어나 등교 준비를 했다. 그런데 매번 학교에 같이 가기로 한 J가 모습을 드러내지 않는다. 한참을 기다리다 J의 집에 가 보면 그제야 학교에 갈 준비를 시작했다. J의 등하교를 책임지는 일은 내 몫이 되었다. 날마다 기다리기 일쑤였고 결국에는 지각하여 복도에서 벌을 서야 하는 상황에 이르렀다. 너무 분했다. 분한 마음을 고이 접어 다음 날에 홀로 학교에 갔다. 학교에 있는 온종일 마음이 불편했다. 하교 후 J를 만났는데 서로가 미안해 눈을 마주치지 못했다. 우리는 더 가까운 사이가 됐다.

나는 소심하다. 중학생이 되고 고등학교를 졸업해도 별반 나아지질 않았다. 은근한 따돌림을 당했던 고등학교 1학년 때에도 반기를 들지 못하고 의연한 척할 수밖에 없는 행동을 가동했다. 그리고 당시 등하교를 같이했던 M은 자신의 마음을 나에게 폭발시키기 일쑤였다. 집안에서나 학교에서나 가시밭길이었다. 사람은 나에게 피곤하면서도 혼자일 수는 없는 버거운 일 같았다.

고등학교 2학년 때쯤이었다. 등교 준비를 하고 나가면 M이 기다리고 있는 날이 많았는데, 이미 얼굴에서는 주체할 수 없는 용암이 들끓고 있었다. 그러다 어느 순간에는 일찍 나가 오래 기다려도 소용없는 일임을 알았다. 약속 장소에서 기다리다가 M의 집 앞에서 서성거렸다. 이미 등교 시간은 지났다. 용기를 내어 M의 집에 초인종을 누르지도 못했다. M은 기다리는 나를 보고도 가 버린 뒤였다.

그런데 하교 후 만난 M은 여전히 나에게 화를 내기만 했다. 미안하다고 말하는 이는 나뿐이었다. 그 뒤로 M과 함께일 때면 가슴에 돌을 얹은 것처럼 숨쉬기가 힘들었다. 뱉을 수도, 그렇다고 삼킬 수도 없는 도돌이표를 반복하면서도 함께 가지 않아도 된다는 걸 몰랐다. 지금 M과는 서로 연락하지 않는다. 그 사람과 관계할 때는 그 관계가 계속될 것 같지만 실상은 그렇지 않다.

초·중·고 시기의 나는 필기구류를 중요하게 여기는 편이었다. 초등학교 때는 마음에 드는 필통, 지우개, 연필을 모으는 것에 목메었고, 중학교 때는 펜을 정렬하는 데 매진했으며, 고등학교 때는 정예부대를 만들어 바라보는 것만으로도 흐뭇해했다. 볼펜을 오래 사용하다 보면 모든 펜은 저마다의 힘을 가지고 있다는 것을 알게 된다. 매번 같은 내 손이지만 펜촉의 굵기와 펜 자루의 두께에 따라 천차만별의 글씨가 나온다. 친구들은 펜에 상관없이 글씨체가 일률적인 것 같은데, 유독 나만 휘둘리는 것 같아 당혹스럽기도 했다. 궁금함을 참지 못하고 그들에게 물으면 이상한 아이 보듯이 쳐다봐서 더는 묻지 않았다. 조용히 나만의 방편으로 마음에 드는 글씨체가 나오는 한 종류의 펜을 주로 사용했다. 자연스럽게 내 기준에 맞는 펜들이 자리잡게 됐다.

컴퓨터가 보급화되면서 문서작업을 하는 일이 실용화될수록 펜을 사용하는 일이 줄어든다. 펜을 사용하는 빈도가 줄어든 만큼 사용할 일이 있을 때는 굴러다니는 펜을 잡히는 대로 쓰게 된다. 최근 들어 노트에 모닝 페이지[1]를 쓰거나 필사하려고 가끔 펜을 사기는 하지만 고등학교 때 같은 진심은 없어진 지 오래다. 그럼에도 변함이 없는 것은 여전히 펜에 따라 글씨가 중구난방이라는 것이다.

펜에 따라 서로 다른 글씨체를 선사하는 내 손을 바라본다. 그러다 알게 된다. 작은 것 하나에도 변하는 것은 글씨체뿐이 아니다. 우리 마음도 마찬가지다. 큰 일을 대범하게 잘 해내는 이도 작은 바람에는 쉽게 상처받는다. 친구가 지나가다 툭 던진 말 한마디, 선생님의 날선 소리 하나가 온종일 마음을 흔들기도 한다. 작은 일에 흔들리는 마음이

---

1 줄리아 카메론 저, 임지호 역의 〈아티스트 웨이〉에 나오는 방법으로 하루 세 쪽 의식의 흐름을 적어 가는 것이다.

비단 내가 어리석어 그런 게 아니라는 걸 알았으면 좋겠다. 사람이라는 존재는 모두 흔들리고 휘둘리며 살아간다. 그 사이에 찾아오는 빛을 잡고 자신의 정예부대를 만들어 가야 한다.

시간의 흐름에 따라, 필요성에 따라서 관계가 정리된다. 그러니 그 관계가 평생 지속될 거라 여기며 너무 애태우지 말자. 그저 지금을 즐길 수 있는지 그것이 관건이다. 자기 삶에서 즐길 수 있는 공간을 확장해 나가자. 특히 초, 중, 고로 올라갈수록 가족에서 친구로 관계가 확장되면서 그들의 리그만이 오직 모든 것인냥 생각하고, 몰두하고 좌절하기를 반복할 수 있다.

나도 그랬다. 나는 지금이나 그때나 친구가 극소수인 사람인지라 학급에 친구가 있을 때도 있고, 없을 때도 있어서 더 그랬다. 작정하고 괴롭히지는 않지만 친한 친구는 없는 그런 관계를 지속했다. 안다. 그 침묵 속에서 아무렇지 않은 척하지만 실제로는 마음이 아프다는 것을. 그것을 견딜 수 있을 것 같지 않지만 견디지 못한 채 흘러가기도 한다. 당신의 지금은 결코 죄가 아니다. 당신의 페이스대로 살아가면 된다. 마치 내 삶이 내 것이 아닌 것처럼 쉬이 되지 않고 마르지 않은 날들이 상영되는 날이 온다.

그러나 나로서 내일을 살아갈 당신을 알고 있다. 잠시 머뭇거리기는 할 테지만, 인생의 주인 자리를 당당히 지키고 일어설 것이다. 기지개를 쭉 펴고, 입술 끝을 위로 올려 미소를 보내자.

'이 또한 지나간다'는 말을 그저 하염없이 인내하고 기다리라는 말이 아니다. 내가 의연해질수록 아픔이 뒤로 밀려나고 나로 있을 수 있는 날들이 찾아온다는 말이다. 그래서 힘든 일이 있을 때마다 '얼마나 좋은 일이 있으려나' 하고 내 마음을 다잡아 본다.

나의 눈부신
심리학

심리학을 향한 뚜렷한 마음이 있는 이도 있고, 그저 사람 마음이 궁금한 정도에 있는 이도 있다. 나는 그런 면에서 직업 세계를 살아가는 이들의 삶을 보는 것이 중요하다고 생각한다. 심리학을 하는 이들이 어떻게 살아가고 있는지를 살펴보면, 마음의 방향을 잡는 데 도움이 된다.

대학교에 가면 자신이 선택한 전공을 깊이 있게 알 수 있을 거라고 생각하는 이들이 많다. 하여 전공을 정하는 것이 대학에 가기 전에 할 일의 전부라고 여길 수 있다. 실제로는 대학에 가기 전에도 자신이 생각한 전공이 어떤 방향으로 다가올지 참여하는 길이 있다. 심리학은 한국심리학회를 비롯하여 15개의 산하 심리학회가 있다. 각 학회는 학술

대회를 여는데 그 안에는 고등학생도 참여할 수 있는 프로그램이 있다. 요즘은 너도나도 책은 안 봐도 핸드폰은 보는 시대니(심지어 초등학교에만 들어가도 안전을 이유로 핸드폰을 사 주는 경우가 많지요), 학회 홈페이지에 들어가서 잠깐의 주의만 기울여도 참여기회를 알 수 있으리라.

바이러스성 호흡기 감염 문제로 개인 및 사회의 변화가 불가피한 상황이 장기간 지속됐다. 우리 생활의 많은 부분에 영향을 주기 이전에는 학회 주관 강의와 같은 것들은 대부분 현장에서 직접 경험해야 했다. 학회에 참석하는 이들 대부분은 한참 수련받는 중이거나, 자격 유지를 위해 오는 회원들이다. 그들을 보면서 분위기를 보고, 자신의 미래도 그려 볼 수 있다.

반면 비대면을 요하는 일이 많아지면서 학회에서도 전자기기 너머로 소통하는 일이 잦아졌다. 최근 몇 년 사이에 많은 학회가 온라인으로 진행되었다. 나처럼 외출하기 전부터 에너지가 소모되는 이에게는 집에서 간편하게 실력 있는 자들의 깔끔한 강의(어떻게 저렇게 잘 할 수 있는지, 감탄이 나오는 분들이 많다)를 들을 수 있어서 좋다. 학회의 기능을 그간 못 본 이들을 만나 교류하는 장으로 보는 분들은 아쉬운 마음이 더 들겠지만 말이다.

비디오 플랫폼에 수련 임상심리사 브이로그나 한국임상심리학회에서 임상심리전문가 수련받은 이들이 하는 채널도 있다. 보이는 영상이 전부는 아니지만 직업 일상을 살펴보는 데 도움이 되는 자료를 골라 보는 재미가 있다. 이외에도 이론적인 부분이나 심리치료 강의도 여럿 소개되어 있다.

　심리학 전공은 배울수록 세분화된다. 대학원 시기보다 오히려 학부 때 통합해서 배운다. 세상에 대한 물음을 던지는 철학적인 심리학은 현미경 속 세포처럼 분열하길 거듭한다. 학회에도 수많은 분과가 있고, 대학원에 가면 세부 전공을 택해야 한다. 수련받을 때도 어떤 환자들이 자신에게 맞는지에 대해 생각해 보라는 조언이 있듯, 계속 세분하고 세밀하게 나누는 작업을 한다. 이 작업을 하는 이유는 무엇일까?

　내가 보고자 하는 세상만을 보기 위한 작업이 아니다. 잘하는 재주만 찾기 위함이 아니라 학문을 할수록 끊임없이 나오는 의문을 해결해 가는 작업을 통해 본질을 알아가기 위함이다. 학문을 하면서 가장 경계해야 할 것은 편협한 시각으로 세상을 바라보는 태도이다.

　세상에 대한 물음을 가지고 연구하는 마음을 가져야 내가 진정으로 하고자 하는 심리학을 찾을 수 있다. 한 번도 열어 보지 못한 방문을 열고 들어가는 경험을 무수히 많이 해야 한다. 세계는 원래 그곳에 있었다. 세계가 확장됐다고 느끼는 건 실제 세계가 확장된 게 아니라 내가 바라보는 시각이 확장된 거다. 아는 것을 켜켜이 쌓고 모아 두기만 할 게 아니라 모르는 것에 대해 알아가면서 분류해 나가야 세계가 달리 다가온다.

피노키오와
피터팬

삶을 살아감에 있어 제일 중요한 힘은 올바른 삶에 대한 사고와 태도이다. 그러기 위해서는 올바른 인성을 키울 수 있는 시간이 반드시 필요하다. 학교에는 지식을 함양하는 시간 외에 성교육이나 범죄 피해 예방을 위한 필수 교육 시간이 있다. 중요한 시간이다. 그러나 이 모든 교육은 결국 인성이 올바르면 타인을 해치려는 마음이 들더라도 행동으로 이어지지 않게 된다는 걸 간과하고 있다.

열 살 남짓한 아이가 선생님의 중재에도 발작하듯이 소리를 지르며 앞에 가던 동급생의 머리를 실내화 가방으로 내려쳤다. 이를 본 사람이 적지 않았고, 중재에 나선 선생님도 그중 한 명이었다. 그런데 맞은 아이는 고개를 떨구고 아무 말도 하지 못했고, 오히려 때린 아이가 분에 못 이겨 했다. 자신 앞에서 느리게 가서 실내화 가방으로 칠 수밖에 없었다며 욕설을 내뱉는다. 그런 일을 자주 겪었다는 듯한 피해 아이가 안쓰럽고, 가해 아이의 행동에 입을 다물 수 없었다.

변명이나 핑계를 대지 말고 실내화 가방으로 친구를 친 행동이 잘했는지 그렇지 않은지부터 이야기해 보라는 선생님의 말이 한동안 계속되었다. 시간이 꽤 흐르자 조절하고 사과하는 듯 보였지만, 돌아서자마자 주변 사람들 모두가 입에 담지 못할 말을 듣게 된다.

이런 일을 접하게 될 때면, 어린이여서 그렇다 하고 넘어가야 할까? 내 일이 아니므로 지켜만 봐야 할까? 세상은 그렇게 안일하지 않다. 아이가 어른이 되어 누구의 조언도, 제재도 받지 않는 곳에서 당당히 가해 행동을 일삼게 되는 데는 방관한 어른의 잘못이 크다. 충분히 자신의 행동을 바라볼 수 있을 때까지, 그런 모습을 조용히 때로는 단호하게 중재하던 선생님과 같은 사람이 많아져야 한다. 그래야 다음이 있다.

거짓말을 해서라도 내가 원하는 걸 가지려 하고, 언제까지고 자신의 잘못을 이해해 줄 세상에서 스스로 나와야 한다. 이것은 어린이의 특권이 아니다. 잘못된 방식의 문제가 발생하였을 시에 올바르게 대처하는 방법을 배워야 한다.

사람의 심리를 공부하는 사람 중에도 덜 큰 아이는 있다. 어떤 이는 누군가의 우위에 서기 위해 편을 가르고 급을 나눈다. 그리고 그릇된 행동을 하였을 때 누군가가 지도하면, 자신의 잘못은 차치하고 기분을 거스르는 말을 했다며 폄하하기에 바쁘다. 그렇다. 앞서 이야기한 초등학생 가해자와 같은 사고방식을 가진 채 어른이 된 사람들이 도처에 있다.

타인에게 행한 잘못은 생각하지 않고 왜 자신을 혼내는지에 대해 얼굴이 붉어지다 못해 복수할 생각에 이른다. 자신이 무엇을 잘못했고, 다음에는 더 발전해야겠다는 마음은 온데간데없다. '감히 네가 뭔데 나를 가르쳐'라는 생각과 이어지는 행동은 무섭다. 치료 자세에 대한 이야기를 들었을 때는 자기 행동에 얼굴을 붉혀야 하는데, 비난을 받았다며 분노하는 임상심리사가 있다고 생각하면 아찔하다. 그런 생각을 하는 어른 아이가 많아지지 않기를 간절히 바란다. 임상심리사의 마음에는 특히나 끼어들지 않았으면.

그러고 보면 인성은 사고, 태도, 행동이 좋다는 입에 바른말이 아닌, 거슬리는 소리에 더 겸손하고 자신을 바라볼 수 있느냐 없느냐의 문제로까지 보인다. 꼰대, MZ세대 등 특정 세대를 겨냥하여 집단이 가지고 있는 특성을 이해하는 척 비꼬는데, 본질은 다른 데에 있다. 세대는 생겨나고 소멸하기를 반복할 뿐이다. 상대가 선한 마음으로 베풀어도 내가 악으로 받아들이면 아무 소용없다며 싸우기보다는 한 번이라도 마음을 보려는 자세가 중요하다. 세대이기 전에 사람으로서.

(제2장)

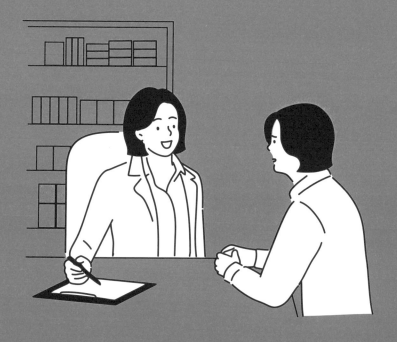

마음에
씨앗 심기

내 나이가 아직 어색하고 여전히 인생의 객으로 서성이는 채로 대학에 왔다. 대학에 입학한 시점부터 정해진 전공을 공부하는 건 아니었다. 입학 후 전공 탐색 시간이 1년간 주어졌다. 2학년에 올라가야 전공이 정해지는지라 입학 후 1년 동안 학점관리를 비롯한 자신의 미래를 위한 준비에 다들 바빴다.

이에 반해 나는 몸도 마음도 분주하지 않은 1년을 보냈다. 대학에 들어와서까지 고등학생의 연장선을 달리는 것보다 의미 있는 것을 찾자는 생각에서였지만 실로 여유로웠음을 인정한다.

전공 선택은 우연이었다. 내가 했지만, 마치 네가 한 것 같기도 한 선택. 심리학에 대한 큰 포부를 갖고 전공을 선택했을 듯싶지만 사실은 아니었다. 미래에 나를 내어 주는 일이 실제로는 우연을 가장하고 다가

오기도 한다. 그럼에도 불구하고 분명하게 내가 한 선택은 반성으로, 때로는 성장으로 다가오기도 한다. 이것이 인생인가.

심리학과생으로의 첫날이 시작됐다. 처음부터 낯이 뜨겁다. 무거운 돌을 안고지고 들어온 이들에게 나는 역설적으로 눈에 띄는 존재였다. 작정하고 들어온 이들이 여럿 있어 자기소개부터 아찔했다. 전과, 복수 전공을 하며 온 이들의 이유는 대부분 개인에게 있었다. 심리학을 택한 이유가 구구절절했다. 조금이라도 어울리는 줄거리를 만들어야 할 것 같았다. 그러나 애초에 없는 것을 있는 척하지 못했던 나는 겸연쩍게 웃으며 학문이 좋아서 왔다는 말로 대충 얼버무렸다. '말이 씨가 된다' 는 말이 이런 경우에 쓰이는 걸까. 이십여 년의 시간이 흐른 뒤의 나는 심리학이라는 학문을 사랑하는 심리학도로 살아가고 있다.

접어든 심리학의 길은 가파르기만 하다. 힘들게 올라갔더니 막다른 골목에 다다른 형국이다. 당시 수강한 전공과목들은 마치 나를 집어 삼 킬 듯이 돌진해 왔다. 겉으로는 평온한 얼굴을 한 과목명들이 실재하고 있는 얼굴은 주워 삼키기에도 벅찬 것들을 토해 내고 있었다. 왜 그리 학자와 용어가 많은지, 왜 죄다 영어인지 도무지 정이 안 갔다. 무엇보다 나름 공부를 했는데 시험 점수도 좋지 않았다.

교수에 대한 불안정 애착[1]이 높아져만 갔다. A라는 가르침에 대해 답을 하면, B라고 하고. B라고 하였기에 답을 하면 이번에는 C라고 한다. 자극에 대해 어떤 반응이 적절한 것인지 답을 찾을 수가 없었다. 나름 똑똑한 녀석으로 불리던 내가 와장창 깨지고 아메바가 되어 갔다.

나조차도 답이 나오지 않는 상태에서 심리학과 수업에 앉아 있는 꼴은 일렁이는 물결에 던져도 작은 파문조차 일으킬 수 없는 돌멩이 같았다. 의미를 찾지 못하면 행동하는데 제약이 커 걸림돌 같았다. K 교수는 수업 도중에 "자네가 왜 여기에 앉아 있는지 모르겠군"이라는 말까지 했다. 그런데도 나는 그 자리에 앉아 있었다. 왜 그곳에 그토록 오랜 시간 앉아 있기를 자처했을까?

지금 다시 그 수업을 들어도 내 점수는 나아지지 않을 것이다. 다시 교수의 말을 들어도 의도를 파악하지 못할지도 모른다. 그런데도 나는 그곳에 있었고 지나갔으며 계속 작은 돌을 퐁당퐁당 던졌다. 쉬지 않고 던졌던 돌들이 나를 여기까지 이끌었다. 아무것도 아닌 것이 실상은 무엇인 채 말이다. 작은 의문들이 결국엔 알 수 없는 이유를 하나로 뭉쳐 답을 모르는 게 사람의 마음이라는 것을, 잔잔한 건 없다는 것을 알게 했나 보다.

---

1 애착은 부모나 특별한 사회적 인물과 형성하는 친밀한 정서적 유대를 뜻한다. 메리 아인스워스(Mary Ainsworth)가 고안한 연구에서 애착의 유형을 이야기한다. 애착은 낯선 상황에서 애착자로부터 분리되었을 때 나타나는 일반적인 불안감과 정서적 안정 추구가 나타나는 안정애착과, 비일반적인 불안감과 정서적 안정을 추구하지 못하는 불안정 애착이 있다.

+ + +

심리학부 재학생들의 성비는 대체로 비슷하다. 그런데 대학원을 기준으로 살펴 보면 세부 전공에 따라 성비에 차이가 있다. 임상이나 상담 쪽은 생물, 인지, 산업 조직 쪽에 비해 여성 비율이 높다.

임상심리사 수련 지원자 역시 여성이 더 많다. 그런데 간혹 수련생을 채용할 때 지나치게 성별에 비중을 두는 수련기관이 있다. 만약 어떤 수련기관에서 여성을 원한다면 남성 지원자는 가뜩이나 여성 지원자가 많은 이곳에서 상대적 박탈감을 느낄 수 있다. 반대의 상황도 마찬가지다. 물론 수련 공고에는 특정 성별을 채용할 예정이라는 식의 문구를 기재하지 않는다. 문제의 소지가 있기 때문이다. 그러나 내부적으로는 특정 성별의 채용을 염두에 두고 있다면 그러한 사정을 알 리 없는 지원자들은 사서 고생을 하는 꼴이 된다.

실제 수련을 받아 본 입장에서 특수한 상황이라서, 이전의 경험을 돌이켜보니 그것이 더 효율적이어서 등의 이유로 특정 성별을 선호하는 것이 적합한지는 잘 모르겠다. '내가 그동안 경험해 온 바로는' 식의 틀로 세상을 편집해서 바라보지 말고 임상심리사를 채용하는 일에 있어서 사람 자체를 보고 신중하게 고려하기를 바란다.

대학마다 커리큘럼이 천차만별이다. 전공 제목과 수업 내용이 다른 경우도 있다. 전공 제목은 수련받을 수 있게 보편적인 것을 사용하고 그 안에는 교수가 관심 있어 하는 주제로 강의하기도 한다(정신건강 임상심리 수련을 받으려면 특정 과목을 이수해야 합니다). 그러니 대학에 편성된 제목만 보고 자신이 배울 학문을 가늠하기보다는 교수가 어떤 연구에 관심이 있는지 살펴보고, 자신이 어떤 주제로 연구를 하고 싶은지와 같은 고민이 중요하다. 또한 국내에서 수학한 뒤 이를 바탕으로 해외로 나가 공부를 더 하고자 한다면 자신이 가고자 하는 대학의 학과를 졸업한 이들의 동향을 살피는 것도 좋겠다.

이외에도 심리학과라고 되어 있는 곳도 있지만 대학원 과정이 아닌 학부 때부터 아동심리학과와 같이 특정 학과로 되어 있는 곳도 있다. 교육심리학과에도 교육심리, 상담심리와 같이 심리라는 이름이 들어 있는 전공이 있다. 곳곳에 심리학이 스며들어 있어 얼핏 알면 어지러울 수 있다. 물론 깊이 있게 탐구하고 다양한 방면으로 전공을 탐색하고 공부하면 좋다. 그럼에도 불구하고 고민과 걱정이 앞선다면 우선은 첫발을 내딛어 보자. 그것이 가장 중요한 일이다(혼동된다면 잘 하고 있는 겁니다).

심리학과는 전국적으로 증가하고 있는 추세다. 그러나 심리사의 직업전선이 상대적으로 밝은지는 모르겠다. 전공자들이 늘어나는 것을 마냥 기뻐할 수만은 없는 이유다. 학과, 전공자 수가 늘어가는 것 외에도 사회적으로 정신건강에 대한 중요성도 커지고 있다. 시대적으로도 임상심리사의 수만큼 영역의 힘이 커져야 하는데 쉽게 대체 가능한 직업군으로 생각되고 있지는 않은지 걱정된다.

전도유망한 학과라는 이야기를 오랜 시간 듣고 있는 심리학은 실로 많은 이들이 가고자 하는 학과가 되어 가고 있다. 전도유망하다는 것은 단순히 많은 이들이 관심을 가진다는 의미 외에도 직업 세계와도 연결 지어 볼 수 있다. 사회는 임상심리사의 세계를 안정적으로 가꾸어 나가고 개인의 임상심리사는 모두가 가는 길만 맹추격하기보다는 알려지지 않았지만 충분히 빛을 발할 수 있는 곳을 개척해 나가길 바란다. 지금도 심리학을 전공한 이들이 알려지지 않은 곳에서 자신의 자리를 지키며 심리사로서의 가치를 발하고 있음을 응원한다.

심리학은 생활 저변에 깔려 있고, 어느 곳에서나 심리학을 활용한 업무를 할 수 있는 중요하고 포괄적인 학문이다. 누군가는 보험회사에서 또 누군가는 게임회사에서도 심리학을 활용한 업무를 하고 있다. 학부를 졸업하고 직업의 세계에 들어가는 자체만으로도 폭넓게 전공을 살리는 길이 있다. 마음을 열고 눈을 열자.

학부 시절, 거친 풍랑을 통해서야 얻어지는 이유 모를 사람의 마음이 버거웠다. 학문뿐 아니라 사람과도 어울리는 것이 힘들었고 알 수 없었다. 알 수 없는 공간을 벗어나기 위해 최대한 빨리 졸업했다. 취직을 위해 졸업을 유예시키거나 추후를 도모하기 위해 필요한 경력을 쌓기 위한 것들을 하지 않았다. 졸업이라는 것을 통해 막다른 골목을 빠져나온 것처럼 환희에 취하기도 했다. 대학 속의 사회와 학문에 노출된 나를 방어하기 바빠 계산할 줄 몰랐다.

덕분에 계산 너머를 만날 수 있었다. 이 세계를 걸어가는 마음과 마주앉아 이야기를 실컷 나눴다. 전공 외의 대학을 알고 싶었고, 끌리는 공간에서 나를 보듬는 시간을 가졌다. 누군가에게는 이런 말들이 한심하게 여겨질지도 모른다. 시간을 효율적으로 활용해야 한다고 믿는 이들에게는 더 그럴 것이다. 그런데 앞으로 나아가기에만 급급하고 정작 자신이 누구인지 모른 채 쓸어 담기에만 바쁜 이들이 한심한 것이 아닐까. 조금도 손해볼 수 없다는 안일한 계산이 오히려 나를 좀먹고 있다는 걸 모른 채 달려가는 이들이 있다.

조금 벗어난 이야기이기는 하지만 단순 이익만을 생각하며 본질을 보지 못하는 이들이 있다. 이들은 단순히 내가 옳고 네가 그르다는 걸 가리기 바쁘다. 조금의 손해라도 볼 양이면 타인을 물어뜯는다. 행동은 어떤 면에서 보면 정당하지만 다른 면에서 보면 그렇지 않을 수도 있다. 그러나 행동을 취하는 이는 무조건 정당하다고 여기고 그리 살아간다. 그렇지 않으면 피해를 보았으니 죽음으로 부당함으로 알려야 한다는 식의 극단적인 시도로까지 이어지기도 한다.

피해를 입어도 당하고만 있으라는 말이 아니다. 내 안의 허물은 바로 보지 않은 채 타인의 약점만 잡아서 피해자 코스프레를 하며 타인을 내모는 일을 경계해야 한다는 말이다. 그들은 그들만의 부류를 만들어 어두운 사회를 양산한다. 삐뚤어진 직업 세계에 발을 디디지 않기를 바란다.

마음이 무겁다. 사람에게는 선한 태도가 있다고 믿고 있기에 더욱 그러하다. 사회로 나가기 전에 자신을 제일 가까이 들여다보는 작업을 하는 시기가 꼭 있어야 한다. 시간의 효율과 개인의 이득에 치중한 나머지 무엇이 자신을 의미 있게 살아가게 하는지 구분하지 못한다. 타인의 마음을 해부하는 이들이 마음 속 이유를 이해하는 시기를 거치지 못하는 것만큼 안타까운 일은 없다. 마음속에 꿈틀대는 드러내고 싶은 혹은 드러내고 싶지 않은 기포를 세세히 관찰하는 시간을 만나야 한다.

학문을 하는 이들은 항상 배우려는 자세를 가지고 있어야 한다. 무리 지어 누군가를 폄하하고 내모는 행위가 아닌 세상을 진지하게 살아가는 이들을 존중하려는 마음을 가지고 있어야 한다. 이전에는 그런 생각을 가지지 못한 이들이 가여웠지만, 지금은 그들로 인해 검게 물들어가는 사회가 무섭다. 스스로가 외치는 올바름이 사실은 위선이 아닌지 끊임없이 들여다보아야 한다. 그리고 깨닫고 부수고 나오는 경험이 뒤따라야 한다.

심리학부
유영하기

진로에 대해 확고한 그림을 그린 채로 심리학과에 들어오는 이들이 많아졌다. 인터넷에서도 심리학 관련 콘텐츠들을 쉽게 볼 수 있다. 반면 과거의 나는 어디로 가야 할지 몰라도 별다른 의심을 품지 않고 무턱대고 여유부터 누렸다. 유학을 가지 않아도, 명문대학교를 졸업하지 않아도 임상심리사로서 갈 수 있는 길이 있다는 것을 알지 못했다.

나는 무엇을 하고 싶어도 그것을 향해 가기 위한 절차가 항상 버거운 아이였다. 어려서부터 눈을 감았다 뜨면 순간 이동하는 마법을 꿈꿨다. 도착지에 가기 위해 일정을 잡고 차표를 예매하고 그곳에 가기 위해 터미널에 가서 운송 수단 속에서 시간을 견뎌야 도착하는 목표지점에 이르기 전부터 지쳤다. 대학교에 가려면 어느 대학에 가야 하고 원서를 작성해서 제출하고 면접을 보고 합격하고 나면 서류를 내야 하는 절차가 귀찮고 어려웠다.

절차를 복잡하다고 생각하기보다는 거쳐야 하는 귀찮은 행위로 여겼던 나는 태도부터 바꿀 필요가 있었다. 심리사로 살아가기 위해서 절차를 거치고 즐기는 '나'가 되는 과정부터 겪어야 했다. 아직도 무언가를 하기 위한 전 단계가 버거워서 최대한 미뤄 놓으려는 것들이 여럿 있지만, 심리학에서만큼은 미루지 않고 배우는 자세로 매력에 빠져 즐기면서 지내려고 한다. 이런저런 이유와 갖은 핑계들로 임상심리사가 되려는 생각은 저 멀리에 둔 적이 있었다. 말 그대로 이유와 핑계는 내가 기꺼이 마음으로 받아들이지 못한 허울에 불과했다. 유유히 밟은 과거의 절차들이 나를 임상심리사의 길로 안내했음을 이제는 안다.

외국에 나가서 심리학 공부를 해야 하는지에 대해 이야기해 보자. 임상심리사가 아닌 전공 교수가 되려는 생각이 있다면 자신 있게 그럴 필요 없다고 이야기할 수는 없다. 국내에서 수학하고 교수가 된 분들도 있지만 해외에서 유학하고 국내로 돌아와 교수로 임용된 수와 비교해 볼 필요는 있지 않을까? 해외에서 학위를 받았다고 하여 국내에서 교수가 되는 건 아닐 테다. 그러나 주변을 둘러보면, 국내보다는 해외 대학을 알아보거나 공부하고 있는 이들이 상대적으로 많다.

심리학부생으로 임상심리사에 한 발짝 더 다가갈 수 있는 방법 중 하나는 자격증을 취득하는 일일 게다. 심리 관련 자격증을 취득하면 졸업 후 직업전선으로 가는 일이 훨씬 수월해진다. 이 시기에는 산업인력공단 임상심리사 2급 자격을 취득할 수 있다. 1년 실습을 한 뒤 필기와 실기 시험에 합격해야 한다. 학교 다니기도 바쁜데 1년이라는 실습을 언제 하냐고 물어본다면, 실습은 1년이라는 기간이 중요하지 매일 나가지 않아도 된다. 실습 경력서에 1년이라는 기간만 명시되어 있으면 된다(실습을 받지 않고, 관련 기관에서 2년 이상 실무에 종사해도 됩니다). 실습 경험은 기간을 채우는 것뿐 아니라 전공 방향에 대한 그림을 그리는 데도 도움이 된다. 경험을 쌓으면서 실습을 받으면 수련 지원 시 경력이 되고, 수련받지 않고 바로 직업전선에 갈 경우에도 도움이 된다.

한국임상심리학회에는 '지회'라는 이름으로 지역별 작은 규모의 임상심리학회가 있다. 자신이 속한 지역의 지회에 참가해 볼 것을 권한다. 지회는 학부생에게 관대해서 저렴한 비용에 참여할 수 있고, 수련받는 이들이 임상심리전문가 수련 인정에 필요한 사례발표를 하는 경우가 많다. 또한 그 지역의 대학원들끼리 돌아가면서 지회를 맡아 진행하는 경우가 대부분이라 자신이 가고자 하는 대학원 구성원들의 분위기를 들여다보는 데도 도움이 된다.

대학교 안에는 인권센터가 있다. 대학에 재학 중인 학생이 아니어도 정신건강에 대해 간단하게 혹은 심층적으로 심리검사나 면담을 받아 볼 수 있는 시스템을 구축하고 있는 경우가 많다. 인권센터는 심리학과에서 맡아서 운영하는 경우가 종종 있다. 간단하게는 대학교 내 인권센터 홈페이지에 방문하여 운영진들이 심리학과 구성원들로 이루어져 있는지부터 살펴보아도 좋다. 이외에도 심리상담이나 심리검사가 어떤 식으로 진행되는지를 세부 탐색해 볼 수 있고, 대학원에 진학한 뒤 어떤 경험을 할지 유추해 볼 수도 있다.

인권센터장을 심리학과 교수가 그리고 그 안에서 상담해 주는 이는 임상이나 상담심리학 대학원을 다니고 있는 이들이 맡는 경우도 있다. 그러면서 임상심리전문가 수련을 받는 이도 있을 것이다. 임상심리 자격증 중 한국심리학회 주관의 임상심리전문가는 수련받는 방법이 여러 가지다. 임상심리전문가는 3년 수련 중 1년은 석사 과정에서 할 수 있고, 1년은 임상심리전문가 자격을 가지고 있는 이에게 받을 수 있다. 그리고 1년은 필수로 지정된 곳에서 받는데, 인정 여부에 따라 대학교에서 받기도 한다. 자격증에 대한 자세한 이야기는 다음에 나올 것이다.

우선 학부 때는 이런 자격증은 취득할 수 있는 조건이 되지 않으므로 산업인력공단 주관의 임상심리사 자격을 취득을 하면 된다. 이 자격증을 취득하면 수련받지 않고도 국가공무원으로 갈 수 있는 곳도 여럿 있다. 경찰공무원을 비롯하여 알고 보면 공무원으로서 심리적 서비스 역할을 할 수도 있으니 적성에 맞는지도 생각해 보고 도전하면 좋겠다.

여러 가지를 생각해 보고 자신의 미래를 그려 나가면서 자격증을 취득하기를 바란다. 무턱대고 수련만 생각하는 것은 지양한다. 국내에는 심리학과 관련된 무수한 자격증이 있다. 필요에 의해서 혹은 자격을 구분하는 척도가 되기 위해서 존재하는 자격증도 있지만 의미 없이 만들어진 민간 자격증도 많다. 그렇기 때문에 남들이 다 따니까 나도 취득한다는 식의 생각이 아닌, 정말 본인에게 필요한 활동을 할 것을 추천한다.

한국에서 심리학 하기
-임상심리학을 중심으로

    학부만 졸업해도 전공을 살려 취업할 수 있는지를 묻는 이들이 많다. 직업전선에서 심리학 전공을 살리려면 대학원은 선택이 아닌 필수라고들 한다. 그러나 대학원에 가지 않은 사람들 중 산업인력공단 임상심리사를 취득하고 국가기관에서 일하는 경우도 있다. 학부와 대학원에 기준을 두지 않고 심리사를 필요로 하는 곳도 많다.

    수련을 받은 이후에 임상심리사 직업을 선택하기 위해 택한 방법 중 하나이기는 하지만, 도움이 될지도 모르니 이야기해 본다. 인터넷에서 기관들을 검색해 전화해 보는 방법을 이용했었다. 자신의 기관에 관심을 가지고 물어보는데 싫어하는 곳은 없다. 임상심리사가 없거나 채용공고가 나지 않은 곳이라도 문의했었다. 임상심리사라는 직업군에 대해 알리는 일도 함께 됐다.

대학원에 가지 않고 수련받지 않아도 임상심리사로 잘 살고 있는 이들이 주변에 꽤 있다. S는 대학병원에서 노인 대상으로 인지기능 평가를 주 업무로 십 년 가까이 하다가 치매 센터로 이직하였다. K는 심리학부를 졸업하고 전업주부로 살다가 서른다섯에 산업인력공단 임상심리사 자격을 취득한다. 그리고 첫 직장으로 치매 센터에서 일하고 있다. B는 심지어 학부를 졸업하기 전부터 대학병원에서 근무를 시작하여 이십여 년을 서울신경심리검사를 비롯한 여러 심리 검사를 하면서 지내고 있다.

심리사로 살아가는 데 정도가 있다고 생각하지는 않는다. 수련받지 않은 심리사가 여러 방면에서 활동하고 있다. 그리고 대학원에 가지 않거나 수련받지 않고 임상심리사로 활동하고 있는 사람들을 틀렸다고 보지 않는다. 그것이 가능한 구조에 대해 생각해 보아야 한다. 이들도 엄연히 심리학과 전공자들이다. 내가 그들의 삶을 살지 않는다고 함부로 깎아내리지 말자. 이것에 의문이 생겨 반기를 들고 싶다면 그들이 아니라 사회로 향해야 한다. 그리고 그들과 조화롭게 활동할 수 있는 길을 함께 모색해야 한다.

다음으로 대학원에 관해 이야기해 보려 한다. 이 길 위에서 걸어가다 보니 더 배워야겠다는 갈망이 쉬이 사그라지지 않았다. 배우고 싶다는 갈망의 물이 인생의 여러 지점에서 움직임을 촉발한다. 작은 물방울을 모아 더 큰 그릇에 담길 수 있는 학문을 하는 이로 나아갈 수 있었다.

심리학부생으로 공부하는 동안에는 심리학이란 무엇인지 탐구해 보는 시간을 갖는다. 심리학이라는 커다란 숲을 거닐다가 그 속의 나무들을 만나고 싶다는 생각이 드는 시점이 온다면, 바로 그때가 대학원에 진학하는 시기인 듯싶다. 이후 임상, 상담, 조직, 생물, 인지와 같은 세부 전공 중 선택을 한다.

임상심리학을 대학원 전공으로 생각하는 이들은 상담심리학과 임상심리학의 차이가 무엇인지부터 생각하게 된다. 흔히 임상은 정신건강의학과, 상담은 상담 기관(상담센터)이라고들 말한다. 임상은 말 그대로 정신과적인 문제를 가진 사람들을 대상으로 하는 경우가 많다. 상담은 일상의 범위에 있지만 정신적으로 힘든 사람들을 대상으로 한다. 정신과적 진단을 받거나 약물치료를 하는 정도는 아니라는 의미이다. 굳이 나누어 설명해 보자면 이렇다는 것이고 실상에서는 별반 차이가 없다.

정신과 약물을 복용하고 있어도 상담 기관에 근무하고 있는 상담심리사에게 상담을 받을 수 있다. 임상심리사든 상담심리사든 일정 시간의 수련이 필요하고 수련 후에 가는 곳은 상담은 상담센터, 임상은 정신질환자들이 있는 병원, 센터 등을 예로 들 수 있다는 것을 참고로 알고 있으면 되는 정도다(임상 심리 전공자도 상담센터에서 일할 수 있어요).

중요한 것은 임상이니 상담이니 하는 나무보다는 근본적인 숲을 그리는 일이다. 세부 전공으로 나누어 직업 장면에서도 세밀화하는 작업이 필요한 면도 있고, 그렇지 않은 면도 있다. '이 장면에 있으니 이것만 하면 돼'라고 나 자신을 구분짓기보다는 환자의 입장에서 필요로 할 만한 생각과 치료 방향성 등을 고심하고 행동하는 게 바람직하다. 범접

할 수 없는 서로의 영역에 대해 경외를 표하되 안 좋은 면만을 찾아서 비난하는 일은 일어나지 않았으면 좋겠다.

대학원에서 석사 과정을 밟는 동안 사람과의 관계를 연구하는 학자였으나 현실의 인간 관계에서는 큰 피로도를 느끼고 있었다. 여기저기서 들려오는 잡음에 크게 동요했고 건강도 나빠졌다. '언젠가는 벗어날 수 있을 거야'라는 희망의 끈을 잡고서야 버틸 수 있는 곳이 되었다. 학문에 대한 갈망이 쉬이 채워지지 않은 채 스러져 가는 것만 같았다.

받아들일 수 있는 만큼 받아들이고, '아니면 아닌 거지'식의 나는 왜 거기에 앉아서 남의 일이 전경이 되고 내 삶은 배경으로 물러난 지 오래된 생활을 이어가야 하는지도 몰랐다. 모른 채 시간이 흐르다 보니 나조차도 누구인지 불분명해졌다. 과거의 속을 드러나게 하고 그것에 대해 평하는 이들의 배우지 못한 행동에도 화가 났다. 얻음보다 잃음이 많은 시기였다.

숨도 쉬지 못할 상하관계 속에서 '내가 웃는 게 웃는 게 아니야'를 실천했다. 그러다 나가라고 겁주는 말이 나를 다시 살게 했다. 겁주려고 툭 던진 말에 나는 진심으로 매달렸다. 혼자가 되니 집단 속 하나가 되지 못해 아우성쳤던 마음에 다시 평안함이 찾아왔다. 조화롭지 못했던 내가 문제였는지 시스템이 문제였는지 잘 모르겠다. 휑하니 비어가던 마음에 다시 평온을 채우고 나대로의 길을 걸어가는 나를 응원할 수 있게 됐다.

지금도 가끔 그때 생각을 하면 밀려오는 옛 기억들에 슬프고 망측해질 때가 있다. 그럼에도 고백하는 이유는 사람 관계를 잘하지 못한 심리학도가 거기에 있었고, 그렇다고 지금도 별반 다르지 않지만 이것이 전부가 아니라는 것을 말해 주고 싶었기 때문이다. 대학원에 가면 공부하기 바쁘다고 생각하겠지만 어느 곳에나 인간관계가 있고, 심지어 어느 부분에서는 병들어 있기도 하다. 그런 와중에도 일희일비하는 나를 다독이며 성장하기를 멈추지 말아야 한다.

그때의 불안했던 마음을 벗 삼아 마음이 아픈 이들에게 정성을 다한다. 이게 안 된다고 저것도 안 되는 건 아니다. 누군가에게 분명 나는 버리고 싶은 대상이었을 게다. 그러나 거기에 멈춰서 구겨지기를 반복하지 않았다. 찬밥신세의 나는 시간이 걸리기는 하였으나 따뜻해졌다. 중심에 나를 놓지 못해 이리 치이고 저리 치인 채 어디로 굴러갈지 모르는 곳에 있을 때가 있다. 그럴 땐 조용히 벗겨내는 시간이 필요하다. 그러는 사이 새로운 온기가 다가와 감싸안는다.

대학원 정보를 얻으려고 했는데 엉뚱하게 관계 이야기가 나와 당황스러울 수 있다. 사람이 서로 관련을 맺어 이어나가는 것은 어디에나 있고 중요하다. 내가 원하는 학문만 할 수 없는 곳일 가능성도 분명 있다. 확고하게 움직이지도 못하면서 자신의 주장만 펼치는 사람을 만나기도 하고, 사실은 나도 그래서 불이 타오르기도 한다.

학문과 내면의 성장이 함께하는 곳이 돼야지 정해진 기간 안에 학위를 얻기 위한 곳으로 생각하고 대학원의 세계에 들어갔다가 무엇을 잃는지만 확실해진다. 정해진 기간 안에 목표를 이루는 건 중요하다. 그러나 그에 못지않게 나로 살아가기 위한 장치들을 마련하는 시간도 있어야 한다.

다음으로 수련 규모에 관해 이야기해 보려고 한다. 수련받을 수 있는 문은 점점 좁아지는 데 반해 상대적으로 수련받고자 하는 심리학 전공자들은 늘어나고 있다. 보건복지부 지정 정신건강전문요원 수련기관을 살펴보았다(2022년 기준). 그중 정신건강임상심리사 수련기관 수를 세어 보니 전국에 약 130여 개가 있었다. 그렇다면 매년 심리학부 및 대학원을 졸업하는 이들은 몇 명이나 될까. 그중에서 정신건강임상심리사를 꿈꾸는 이는 또 얼마일까? 지원율이 10대 1을 넘는 경우가 종종 있는 걸 보면 수련생이 되는 관문을 통과하는 일은 쉽지 않다.

수련기관에서 보통 빠르면 수련을 시작하는 전년도 10월에서 늦으면 수련을 시작하는 그해 2월에 수련생을 채용하는 공고를 낸다. 간혹 이 기간을 벗어날 때도 있지만 수련 시작일 이전에 수련생을 선발해야 하므로 늦어도 2월까지는 마무리를 하려는 것이 보통이다. 수련은 대학원 졸업 여부에 따라 1급과 2급으로 나뉘어 수련받을 수 있는 자격을 준다.

그런데 학부를 졸업한 이는 무조건 2급, 석사를 졸업한 이는 무조건 1급에 지원하지는 않는다. 수련을 받을 곳에 비해 지원자들이 많기에 점점 학부를 졸업한 이들이 수련받을 수 있는 여건은 줄어들고 있다.

학부를 졸업하면 2급 수련받을 자격 요건이 충분한데 경쟁이 심해지면서 학부를 졸업하고는 수련받기가 상대적으로 어려워졌다.

수련기관을 운영하는 것이 기관의 수익이나 환자가 심리검사를 받기 위해 기다리는 일수를 줄이는 등의 효율성만 놓고 봤을 때 도움만 되는지는 모르겠다. 검사 수요 면에서는 좋지 않은 것이 사실이다. 그리고 보수를 지급하고 교육도 제공해야 하는 상황이어서 차라리 그 돈을 줄 거면 실무자를 채용해 검사 실적을 올리겠다는 곳도 있다. 조율이 되지 않아 수련기관이 없어지기도 한다. 수련감독자[2]에 의해 좌지우지되는 수련 생활과 기관장의 마인드에 따라 존폐의 위기에 놓이기도 하는 제도에 따뜻한 환경에서 수련받았던 것에 감사함을 느껴야 하나 싶을 때도 있다.

이러한 상황은 수련기관이 체계화되어 있지 않은 면을 여실히 보여준다. 곪은 것이 터져서 얼룩을 만들더라도 종국에 가서는 어느 곳에서 수련받든지 기관, 수련감독자, 수련생의 하모니가 일률적으로 이루어지는 장이 되길 바란다.

심리학은 매력적인 학문이다. 이 학문 안에 있는 사람들의 매력과 마음에 빠지고 싶다. 무언가 열심히 하는 사람의 모습을 보는 것만으로도 가슴이 뭉클해진다. 우위를 다투는 데 에너지를 쏟을 필요가 없다. 스스로 매력적인 사람이기를 바란다. 남보다 잘하려고 하기보다는 이

---

2 supervisor. 임상심리 수련 과정에서는 수련생을 지도, 감독하는 역할을 하는 사람.

전의 나보다 나아지려고 노력해야 한다. 다른 사람에게 인정받으려고 하기보다는 스스로 칭찬할 수 있는 마음을 키웠으면 한다. 유난히 남의 시선을 의식하는 이가 있다. 그러다 정작 자신이 해야 할 일, 자신에게 필요한 것이 무엇인지도 모른 채 타인의 비판에만 신경을 곤두세우고 전진하기에만 바쁜 날들을 보내기 급급해진다. 심리학을 사랑하는 이 들이여, 나로 살자.

누구를 위한
자격증

심리학 자격증은 많다. 많은 수만큼 자격증별 취득 형태도 다르다. 따라서 묻고 답하는 과정이 뒤따른다. 설명한다고 다 알아듣는 것도 아니다. 그렇다고 매번 얼버무리고 넘어갈 수도 없다. 심리학에 대한 관심이 늘어갈수록 현장에서 심리학 자격을 취득하고 일하고 있는 이들이 눈에 들어온다. 물어보고 싶은 심정도 이해가 간다. 그래서 대충 넘어가기가 어려울 때가 더 자주 찾아온다. 그래서 간략하게나마 임상심리 관련 주요 자격증의 대략적인 개관을 보여 주려고 한다.

먼저 정신건강전문요원에 속하는 정신건강임상심리사이다. 정신건강전문요원 안에는 임상심리사 이외에도 사회복지사, 간호사, 작업치료사 직군이 있다. 그중 사회복지사와 간호사는 정신건강전문요원 자격을 취득하기 이전에 이미 국가 자격이나 면허가 있는 상태에서 시작한다. 이들은 지정된 기관에서 무급으로 수련받거나 수련에 따른 교육비를 내기도 한다(정신건강작업치료사에 대한 내용은 생략했습니다). 반면, 정신건강임상심리사는 지정된 기관에서 무급으로 수련을 받거나 급여를 받는다.

정신건강임상심리사는 1997년에 만들어진 심리학회 산하 유일한 국가공인자격증을 발급받을 수 있는 수련 제도이다(산업인력공단 임상심리사는 수련이 아닌 실습이라고 합니다). 임상심리사는 기존에 자격증을 가지고 정신건강전문요원 수련을 받는 것이 아니다. 학부나 석사를 졸업한 것이 수련을 받을 수 있는 자격이 된다. 그리고 1년간 수련받으면 2급 자격증을 취득할 수 있고, 3년을 수련받으면 1급 자격증을 취득한다.[3]

석사를 졸업하고 3년간 수련을 받으면 바로 1급 자격증을 취득하여 2급 자격 취득 후 1급 승급을 하기 위해 걸리는 기간에 비해 시간을 단축할 수 있다. 취직을 할 때도 1급을 우대하는 경우나 1급만 채용하는 곳이 있으면 더 유리하다. 그런데 한편으로는 이러한 조항들이 우위나 격차를 만들어 우물 안 싸움을 조장하는 것은 아닌지 걱정이 된다.

정신건강전문요원 자격기준을 살펴보면, 석사학위 이상을 소지한 자로서 보건복지부장관이 지정한 수련기관에서 3년 이상 수련을 마친 사람은 1급을 취득할 수 있다. 그러나 실상 1급 수련이 특화되어 있는

---

3 한국임상심리학회 홈페이지.

곳은 임상심리 직군이 우세하다. 다른 직군들은 수련받았느냐에 초점을 두지만, 임상심리사는 어디서 수련받았는지, 몇 급을 받았는지에 촉각을 곤두세우는 이들이 있다. 누가 더 잘난 수련을 받았는지보다 임상심리사가 함께 만들어가는 곳이 되기 위해 마음을 쓰면 좋겠다.

번외로 수련기관에서 3년 이상 수련을 마친 사람이 1급 자격을 취득하기 위한 조건에 2급 자격취득을 위한 기간은 포함하지 아니한다고 명시되어 있다. 그러니 3년 수련을 받는 이들은 수련 도중 정신건강임상심리사 2급 자격을 취득할 수가 없다. 만약 중도에 2급 자격을 취득한 채로 3년 수련을 마치고, 1급 자격을 취득했다면? 이들은 3년 이상 수련을 마친 자들이기는 하나 1급 자격기준에는 해당되지 않는 이들이 아닐까?

1년 동안 수련기관에서 수련을 하고 2급 자격을 취득한 자가 1급으로 승급하기 위해서는 5년의 경력이 필요하다. 그런데 이때에도 2급 자격을 취득하기 위해 수련받은 기간은 포함되지 않는다. 3년 수련을 받는 이들이 수련 도중에 정신건강전문요원 2급 자격을 취득하는 것은 제12조 제1항 관련 '정신건강전문요원의 자격기준'에 명시된 내용에 맞지 않다. 1급과 2급 수련에 통일된 규준적용이 보다 명료하게 이루어졌으면 좋겠다.

정신건강임상심리사 수련을 받기 위해서는 학부나 석사 졸업 요건 이외에도 보건복지부 장관이 정하는 임상 심리 관련 과목을 반드시 이수해야 한다. 수련기관에서는 당연히 수련 자격을 갖춘 자가 지원했거니 하고 넘어가고, 수련 지원자는 심리학부 혹은 대학원을 나온 것이 자격 요건이라고 믿고 있을 수 있다. 그러다가 수련만 받고 자격은 취득하지 못할 수도 있으니 알아 두어야 뒤탈이 없다. 혹은 수련 지원을 할 때에서야 자격요건이 되지 않음을 알게 되는 비극이 발생할 수도 있다.

다음으로 임상심리전문가는 1973년에 만들어진 한국심리학회에서 자격을 발급하고, 한국임상심리학회에서 시행하는 등록민간자격이다. 임상심리학 전공 석사학위 및 그에 준한 자 또는 박사학위 취득을 한 이가 응시할 수 있다. 1급이나 2급의 급수는 없고, 필수 수련 1년을 포함한 3년의 수련을 마치고 시험, 면접을 거쳐 자격을 발급받는다.

한국임상심리학회에서는 정신건강전문요원보다 임상심리전문가 자격증을 상위에 두고 있다. 3년 수련이기는 하나 한 기관에서 받지 않아도 되고, 정신건강전문요원 수련을 받을 때 수련감독자가 정신건강전문요원 외에 임상심리전문가 자격도 가지고 있다면 수련생도 동시에 두 가지 자격을 취득할 수 있다. 중복 수련이 가능하다.

마지막으로 산업인력공단에서 주관하는 임상심리사 자격증이다. 산업인력공단 임상심리사 역시 1급과 2급으로 나누어 시험을 볼 수 있다. 2급은 임상 심리와 관련하여 1년 이상 실습 수련을 받은 자 또는 2년 이상 실무에 종사한 자로서 대학 졸업자 및 졸업 예정자가 치를 수 있는 시험이다. 1급은 임상 심리와 관련하여 2년 이상 실습 수련을 받은 자 또는 4년 이상 실무에 종사한 자로서 심리학 분야에서 석사 학위 이상의 학위를 취득한 자 및 취득 예정자이다. 임상심리사 2급 자격 취득 후 임상 심리와 관련하여 5년 이상 실무에 종사한 자도 응시 자격이 된다.[4]

정신건강 임상심리사, 임상심리전문가, 임상심리사를 구분하여 알고 있어야 통상적으로 임상심리사라고 불리는 자격증에 대한 이해가 가능하다. 자격증을 만든다는 것은 단순히 자격의 문턱을 높이는 노력이 아니다. 절차는 간단하고 깨끗하되 자격을 취득한 이들의 앞날이 탄탄해야 한다. 취득하기는 갈수록 어려워지는 반면 취득 후의 직업적인 삶의 보상이 미지수라면 한 걸음 떨어져 바라봐야 한다. 무엇을 목적에 두고 움직여야 하는지 생각할 시간을 가져야 한다.

간혹 임상심리사가 되기 위해 일류 대학을 나와 일류 병원에서 수련받아야 한다고 여기는 분들이 있다(도대체 일류가 뭔가요?). 일류가 아닌 나는 그들의 세계에 대해 알지 못하지만 보통의 임상심리사도 잘 생활하고 있다는 것은 안다. 보이지도 않고 알 수도 없는 것으로 인해 열등감을 느낀 적도 없다.

이름 모를 것들로 우위를 정해 놓고 밥그릇 싸움을 하려 드는 사람이 오히려 문제다. 보기에만 그럴싸한 그릇 안에 실제로는 소화되지 않

4   한국산업인력공단 홈페이지.

는 밥알들을 가득 담아 놓고 으스대려고 만든 자격 수련 과정이 아니다. 그러니 그렇지 않다고 다른 시선으로 볼 필요가 없다. 충분히 각자의 위치에서 가치를 가지고 적합한 역할을 하면서 살아갈 수 있다. 이 길에 정도라는 게, 정답이라는 게 애초에 존재하기는 했었는지조차 의문이다.

오히려 평범한 이들이 사람을 이해하는 영역이 더 넓다. 해외의 유수 대학을 다니고 있는 사람들을 여럿 검사해 봤지만, 평균적으로 상 수준 이상의 지능은 아니었다. 그들 역시 범인이다.

심리사의 세계에는 일류도 이류도 삼류도 없다. 그러니 내가 거기에 있을 자격이 되는지를 생각하면서 일상을 잡아먹지 말고 우왕좌왕하며 걸어온 경험일지라도 도움될 수 있으니 원동력으로 삼으면 된다. 뱁새가 황새 따라가려고 가랑이 찢는 일은 이제 그만하면 됐다. 남을 질투하다가 못난 자신의 허물을 찾기 바쁜 시간은 너무 아깝지 않은가. 어떻게 살아갈지 결정하고 자신이 설 자리에서 묵묵히 살아가면 된다.

자격증 이야기를 하다 보면 어느새 심리사법에 대한 생각으로 이어진다. 심리사법 추진은 국가가 생각하는 심리사가 어떤지 보게 되고 생각할 부분을 분명하게 남긴다. 어지러운 머릿속의 글자들을 바라본다.

심리사법은 짧게 요약하면 심리학 관련 민간 자격증을 정리하고 자격 기준을 규정하자는 것이다. 그래야 국민들이 보다 전문적인 심리상담을 받을 수 있게 된다는 것이다. 부적격자로 인한 상담 피해사례가 발생했다는 이야기를 접하면 안타깝고, 너무도 많은 민간자격증에 혼란스러운 것도 사실이다('개정된 후에도 피해 사례는 생기지 않겠어요?'라고 하면 '밥 먹어도 또 시간이 지나면 배고픈데 밥은 왜 먹나요?'와 같은 싸움이 됩니다).

심리사법 개정은 필요한데, HOW? 심리사법 개정안을 가지고 학회에서 자격기준을 어떻게 할지 고민하는 시간이 흘러가고 있었다. 그러던 와중에 정당에서 제시한 자격기준은 심리학회에서 생각하는 허들보다 현저히 낮음에 심리학회 측은 엄중하게 의견이 맞지 않음을 표하였다.[5]

발의된 법안에서 제시하는 심리상담사의 기준이 낮게 설정되어 있기 때문에 국가자격 소지자가 과도하게 배출되어 본질에서 벗어나 오히려 국민에게 피해를 줄 수 있는 법안이 통과될 수 있다는 것이 심리학회 측의 주장이다.[6]

자격요건이 까다롭고, 벅찬 수련시간을 받고 난 뒤에 심리사가 고연봉을 받거나 좋은 대우를 받냐고 하면 그럴 수도 있고 아닐 수도 있다. 그렇다는 것은 이윤을 얻기 위해 지난한 길을 걸어가고 있다고 볼 수만은 없다. 왜 심리사들은 자처하여 이 힘든 길을 걸어가는가.

국민의 상담 질을 올리기 위한 높은 장벽을 만드는 것처럼 보이는

---

5 한국임상심리학회 홈페이지.
6 한국임상심리학회 홈페이지.

학회의 움직임에 보다 정리되고 깔끔한 심리의 대중화를 꾀하고자 면허를 발급하고자 했던 국가와의 벌어진 간극은 크다. OECD[7] 국가를 비교하며 자격요건을 만들어야 한다는 말 말고 우리나라에서 심리사들의 전문성이 왜 필요한지부터 영역 밖의 사람들은 납득하지 않고 있음을 알게 된다. 국가가 심리사를 바라보는 태도는 영역 안의 사람들과 사뭇 다르다.

그동안 심리사들이 걸어왔던 길들이 어땠는지에 대해 모르기 때문에 그렇다. 단순히 자격증을 취득하기 위해 상당량의 수련시간을 채우고 취득 후에 보수교육을 하며 자격을 유지하는 내용만 이야기하는 걸로 여기는 것 같다. 심리사들이 마음을 보듬은 수많은 이들의 현재가 이 나라에 있다는 핵심을 열외시킨 채 이야기하는 것 같아 안타깝다. 부적격자로 인한 심리상담 피해사례만 부각되는 것 같아 슬프다. 어제도 오늘도 스스로를 갈고닦아 마음 아픈 이들에게 조금이라도 더 닿기 위해 노력하는 이들의 노고가 보이지 않은 지금에 마음이 무겁다.

사안에 대해 급하지 않게 오히려 느리게 수련 제도에 대해 다시 생각해 보게 됐다. 심리사의 애매한 위치는 누가 만든 것인지, 나의 무관심이 한몫한 건 아닌지 되짚게 된다. 그러자 수많은 질문이 쉴 새 없이 몰아닥쳐 어질하다. 심리사법을 개정할 때 학회 측은 일부 높은 장벽의 자격증만을 주요하게 거론하며 모든 심리학을 사랑하는 이들을 아우르지 않는다면, 심리사의 마음에 소동만 커진다. 그럴 때일수록 우

---

7 Organization for Economic Cooperation and Development. 경제협력개발기구.

리는 누구를 위한 법규인가를 염두에 두어야 한다. 그 누구는 어느 무엇으로도 한정될 수 없다. 모두는 국민이 심리사법을 통해 누려야 할 몫에 있다.

　우리가 원하고 바라는 것들은, 더 많이 이야기해야 할 것들은 아직 오지 않은 것들이다. 아직 오지 않았지만 기쁜 마음으로 기다리고 있는 미래를 맞기 위해서는 필요하고 유용하고, 현실적이고를 넘어선 믿는 마음이 필요하다. 서로를 믿고 타인을 공감하며 바라보는 방식을 이루어 나가야 한다. 기대된다. 변하지 않을 것 같은 이 세계가 얼마나 크게 변할지.

　　p.s 심리사법 개정으로 이 이야기는 '옛날에는~', '라떼는 말이야~'가 되길 바라 봅니다.

심리 꽃이
피었습니다

감추며 살아야 한다고 배운 채로 어른이 됐다. 그런 나에게 반대의 경로에 있는 S가 다가온다. 감추어야 마땅한 이야기들을 쏟아 내는 S를 만났다. 어린 시절부터 폭력에 노출되어 자라 온 우리의 이야기를 나누는 일이 S에게는 충분히 가능한 일이었고, 나에게는 아직 쉽게 허락되지 못한 일이었다. 어떻게 반응해야 할지 알 수 없어 조용히 듣고만 있던 내게 S가 화를 내기 시작했다. 자신은 모든 것을 보여 줬는데 왜 나는 듣고만 있냐고 했다. S는 다 들어줄 테니 어서 내 이야기를 하라고 재촉했다.

상담 현장이었다면 S는 내담자로, 나는 상담자 역할에 충실한 것이었을 테다. 그러나 소통의 현장에서 누군가는 내뱉고, 누군가는 듣기만 하는 상황은 불가능하다. 심리적 거리와 소통을 위한 창구의 뒤틀림이 우리의 격차를 더 벌렸다. 나는 S 마음의 작동 원리를 이해하게 됐으나 내 마음의 작동 원리를 이해시킬 수는 없었다. 그때는 나조차도 내 마음의 원리를 알지 못했으니까.

학부 시절에 C 교수는 집단 치료에 의무적으로 참여하게 했다. B 교수는 치매 환자들이 있는 시설에 일정 기간 봉사활동을 하게 했다. 학과 동아리도 심리와 관련된 것들이 많았다. 전공 도서는 말해 무엇하랴. 이렇게 온통 심리의 밭에서 뒹굴다 보면 정작 내 마음을 들여다보는 일은 게을러진다.

심리학 관련 직업을 가진 나로 살아가기 위한 몸부림 속에서, 여전히 세상의 다양함 속에 있을 수 있는 나, 미래에 대해 고민하는 나는 놓치게 된다. 임상심리사는 부단히 마음이 돌아가는 이치에 대해 곱씹고 들여다보는 작업을 해야 한다. 의무감을 가지고 꾸준히 들여다보아야 조금씩 보이기 시작한다. 이 시기에 가장 중요한 건 자신의 심리를 들여다보는 작업이다.

자신의 심리를 들여다보는 작업으로 책을 만나는 시간이 좋다. 자격이나 졸업을 위한 전공 도서를 벗어난 읽기가 필요하다. 책이라는 것은 원래 읽는 이에 따라 창조되는 것이기에 보는 이에 따라 새로울 수밖에 없다. 자신이 가지고 있는 그릇에 따라 받아들이는 정도가 다르고 읽고 난 후의 그릇도 달라진다.

그 시기의 나는 책을 읽지 않더라도 도서관 한 귀퉁이에 기대앉아 있는 시간이 꽤 많았다. 왜 그러는지도 모른 채 좋아서 앉아 있었다. 그러다 마음이 동하면 책을 읽고 책 속에서 말하는 다른 책을 찾아보는 행위를 이어갔다.

집단 심리 치료를 할 때 인지행동치료든 정서훈련치료든 치료를 들어가기 전에 하는 것이 워밍업이다. 치료에 들어가기 전에 환자들과 가볍게 몸을 풀거나 간단한 게임을 한다. 치료에 들어가기 위한 마음을 데우는 시간이다. 어쩌면 나도 도서관에 앉아 있으면서 매번 그러한 예열을 했는지도 모르겠다.

당시 내가 읽었던 책들을 보면 안목이 편협하여 누구에게 말하기 부끄럽다. 그럼에도 그 시간을 사랑한다. 예나 지금이나 책을 고르는 방법 중 하나는 레퍼런스 따라가기다. 책을 읽다가 나오는 다른 책 소개를 보고 사서 읽는 편이다. 이는 비슷비슷한 책으로 이어지는 경향이 있어 다양한 분야를 들여다보기에는 한계가 생긴다. 인터넷에서 정보를 검색하기보다는 아날로그 방식이 더 친숙했던 시기에는 확장하여 바라보기 위해 지인에게 묻기도 했다.

한 친구가 추천했던 《소피의 세계》[8]는 시간이 흘러 다시 읽어도 참 좋은 책이다. 따스하고 약간은 무료했던 어느 날, 뜬금없이 던지는 읽을 만한 책 없냐는 나의 말에 진지하게 고민하던 친구의 진중한 얼굴과 목소리. 추억을 안고 스무 살의 나에게 온 책을 사랑했다. 책은 지식

---

8 Jostein Gaarder 저, 장영은 역, 현암사, 1997.

과 정보를 통한 뇌 성장이라는 다분히 진부한 목표의식 외에 엄청난 감성을 가지고 있다. 그리고 편협하고 부끄러우면 좀 어떤가. 어디에서든 빛나던 순간은 있으니 꼭 완벽할 필요는 없다.

매일 수많은 책이 서점가로 나온다. 제목만 읽기에도 평생이 모자랄지도 모른다. 글쓰기 플랫폼이 유명해진 것만 봐도 글을 쓰는 사람들, 쓰고 싶어 하는 사람들이 얼마나 많은지 알 수 있다. 독립출판물처럼 글을 쓰는 것뿐 아니라 책을 내는 허들도 낮아졌다. 갈수록 더 많은 책들이 세상에 나오고 있다.

내 서재에 있는 책만 해도 그렇다. 읽어 달라고 아우성을 치지만 좀체 그 자리에서 벗어나지 못하는 책들이 있다. 책을 다 읽고 사면 좋으련만 사고 싶은 책들은 왜 이리도 많은지 서재의 책장이 늘 붐빈다. 책을 가까이 하려는 자세만큼 온전히 집중하는 시간을 늘리는 법도 익혀야 하는데 쉽지 않다.

책 이야기가 나왔으니 읽기 부담스럽지 않으면서도 심리학의 세계에 조금은 편하게 다가갈 수 있는 책들을 몇 권 소개하자면 다음과 같다. 심리학에 대해 가벼운 마음으로 정갈하게 읽고 싶다면《30년 만의 휴식》[9]과 같은 책이 좋다. 지친 줄 모르고 달려나갈 때 읽었다. 잘 살고 있는 것 같은 데 실은 그렇지 못한 하루를 보내고 있다면 직설적으로

---

9 이무석 저. 비전과 리더십. 2006.

내 마음을 들여다보는 일이 필요하다는 것을 알려주는 책이다.

《가짜감정》[10]은 한번 더 내 감정에 대해 생각하게 해 주는 책이다. 사람들과 언쟁을 한 뒤에 따라오는 내 안의 우울이 사실은 분노의 다른 얼굴을 하고 나타났을 수도 있다. 저자는 부적 감정이 자신의 것이 아니라고 여기면서 버둥거렸던 일례와 함께, 그러한 감정이 드는 것은 당연하니 도망치지 말라고 말한다.

누군가를 비난하면서 대화를 이끌어 나가는 사람이 있다. 앞에서는 대놓고 말하지 못하고 뒷담화를 하면서 스트레스를 푼다. 그런데 그렇게 대화를 나누고 나면 왠지 더 우울해진다. 그것은 나를 보지 않고 타인의 잘못으로 돌린 채 막을 내려 버리기 때문이다. 그래서 내 기분이 어떤지, 내 감정이 어떤지는 돌아보지 못하고 불편함을 덮어 버리기에만 급급하다.

누군가는 화가 나는 감정을 우울이라는 것으로 표현한다. 누군가는 외로움을 화로 표현한다. 우리가 겉으로 표현하는 감정 이면에 진짜 내 감정을 알아가는 것. 나도 너도 두려운 감정 속에 소용돌이치는 마음을 평온한 물결로 인도할 수 있게 되는 것. 그것이 감정에 대한 우리의 자세다.

《몸은 기억한다》[11]에서는 트라우마에 대해 관심을 가지게 된 계기, 트라우마를 뇌로 바라보기, 애착 문제가 있거나 성폭력에 노출된 아동

---

10 김용태 저. 덴스토리. 2014.
11 Bessel van der Kolk 저. 제효영 역. 을유문화사. 2020.

이 성인이 돼서 어떻게 살고 있는지, 그렇다면 트라우마로 인한 흔적은 지울 수 없는 상처로 새기면서 살아야 하나? 회복의 방법은 어떻게 될까? 이런 순으로 이야기가 구성되어 있다. 트라우마에 대해 심도 있고 가독력 높게 잘 쓰인 책이다.

다이애나 포샤[12]의 말처럼 기억으로 인해 고통받는다는 것은 우리의 기억을 회복 가능한 무엇으로 가꾸어 나갈 힘을 키워야 한다는 것일 테다. 회복력의 바탕은 자신을 사랑해 주고 맞춰 주는 듬직한 사람에게 이해받는다는 느낌에서 찾을 수 있으며, 그 사람의 생각과 가슴속에 자신이 존재한다는 사실을 깨달을 때 얻을 수 있다.

아이와 함께 살아가는 누군가에게는 《부모와 아이 사이》[13]가 좋다. 누구나 다 아는 이야기지만 글로 내 마음을 콕 집어서 이야기하는 것 같다. 모두가 부모는 처음이라 막상 아는 것에서도 막막해지는 게 부모의 삶인지라 그런 이들에게 툭하고 이 책을 안겨 주고 싶다.

물론 나는 책마다 갖고 있는 심리를 찾아 표류하는 행위를 더 즐긴다. 인간에 대해 직접적으로 말하지 않아도, 명백하게 보여주는 《스토너》[14]라는 소설이 대표적이다. 헤밍웨이를 비롯한 당대를 살았던 문인들의 삶을 통해 내면을 들여다보는 《파리는 날마다 축제》[15]는 내가 가진

12 Diana Fosha는 심리치료의 치유기반, 변화지향모델인 AEDP(Accelerated Experiential Dynamic Psychotherapy)를 개발한 심리학자이다.
13 Haim G. Ginott 등 저. 신홍민 역. 양철북. 2003.
14 John Edward Williams 저. 김승욱 역. 알에이치코리아. 2020.
15 Ernest Hemingway 저. 주순애 역. 이숲. 2012.

끌림의 시작과 방향을 알려 준다.

그리고 전쟁과 여성이라는 키워드를 넘어 버릴 만한 그들만의 《나목》[16], 이십여 년 전의 저자로부터 현재의 나를 볼 수 있는 《명랑한 은둔자》[17], 사람으로서 살 수 없는 상황을 '갑충'이라는 극단적이면서도 더할 나위 없이 표현한 《변신》[18]과 같은 비전공 책 속에서 심리를 찾아 표류하는 행위를 즐긴다.

심리학 전공도서가 아니라도 심리 묘사라든가 심리 용어들을 눈앞에 가져다 주는 책들이 주변에 많다. 잘 보이지 않던 증상이나 사례가 튀어나온다. 심리학에 관심이 있다면 일상에서도 심리의 향기를 찾아보는 취미를 가지길 바란다.

여기에서 좀 더 나아가 철학을 접했다. 종교가 있는 사람은 가르침대로 인생의 방향을 잡고 살아가는 데 도움을 받는다. 반면, 종교가 없는 나의 경우에는 내면을 더 단단히 하기 위해 철학을 비롯한 책들을 읽으며 수양한다. 매체를 통해 각인하고 그렇지 않은 것은 흘려보내는 것이 아니라 글자를 통한 의미를 받아들이고 심상을 지어 내 것으로 만드는 글을 보는 작업은 인생의 발전을 위해서도 꼭 필요하다.

책을 읽은 덕분에 내 삶의 몫으로 이해할 수 있는 것들이 넓어져 갔

16 박완서 저. 휴이넘. 2007.
17 Caroline Knapp 저. 김명남 역. 바다출판사. 2020.
18 Franz Kafka 저. 전영애 역. 민음사. 1998.

다고 확신한다. 요즘도 가끔 법정 스님의 《무소유》[19]를 필사한다. 중학교 때 국어 선생님이 추천한 책으로 오랜 시간 나와 함께 하고 있다. 동네 서점에 꽂혀 있던 자리와 당시에도 약간은 빛바랜 듯한 책 표지가 기억이 난다.

쉬는 시간에 책을 읽고 있는 나를 보더니 슬쩍 내 책을 가져가신다. 다시 돌아온 책에는 선생님의 글씨가 곳곳에 자리하고 있다. 선생님은 혹 한자가 많아 읽는 데 방해가 될까 봐 한자 밑에 모두 한글로 적어 주셨다. 그 뒤로 손바닥 만한 크기를 가진 책이 종종 고래보다 더한 힘을 발휘하곤 한다. 삶을 살아가는 데 가지지 않기를 바라는 욕심과 관련된 이야기가 많아 마음을 정제시키는 데도 도움이 된다.

그리고 매일 모닝 페이지를 쓴다. 십 분, 이십 분의 작은 일들이 나를 변화시키기 위한 원동력이 될 때가 있다. 당신도 자신을 살리는 물 한 통 정도는 쥐고 직업전선으로 나갔으면 좋겠다. 단순히 행복해지고 싶다며 행복만 바라고 있는 것은 삶을 방치하는 게 아닐까? 행복해지기 위해 손을 내밀어 보자. 그리고 안아 보자.

심리학과생이 되니 종종 심리학과를 졸업하고 전공을 살려 일하기는 어렵다는 말을 들었다. 심리학을 전공하고 있다고 하면 '밥 벌어 먹고살겠냐?', '공부 좀 더 열심히 해서 좋은 학과 가지'라는 무언의 눈빛들을 차마 주워 담지 못한 채 발산하는 어른들이 여럿 있었다.

19   법정 저. 범우사. 1996.

B 교수는 전공을 선택할 때는 십 년 뒤를 보고 선택하는 것이 좋다고 했다. 심리학과가 십 년 뒤에 너도나도 가고 싶어 하는 전도유망한 학과가 된다는 말이 하고 싶어서였다. 그리고 나와 비슷한 연대는 "내 심리는 어떤 거 같아?"라는 식의 길거리에 돗자리 깔고 앉아서 미래를 점치는 점술가의 영역으로 생각하고, "내 심리를 맞춰봐"라는 말을 심심치 않게 했다. 정작 나도 심리학과를 졸업해서 어떻게 먹고살아야 하는지 몰랐고, 상대의 심리가 어떤지는 더더욱 미궁이었기에 그들의 생각에 반박하지 못했다. 교수도 찔려서 저런 이야기를 한다고 생각했다.

여전히 그 교수는 심리학부생들에게 심리학과는 십 년 뒤에 빛이 날 학문, 직업군이라고 말한다고 했다. 그런데 이십 년 전보다는 심리가 좀 더 가까운 곳에 온 것은 틀림없다. 심리가 들어간 책들도 전공 희망자도 늘었다. 심적으로 아픈 사람들이 상담 기관을 찾는 것이 좀 더 자연스러워지기도 했다. 기업에서 직원들의 정신건강을 위해 상담사를 채용하는 경우도 늘어나고 있다. 청소년들이 심리학이라는 학문에 관심을 두고 여러 자격 중 임상심리사를 취득하기 위해 체계적으로 움직이는 모습도 볼 수 있다. 그런 만큼 세계는 치밀하고 치열해졌다.

내 길의 포문을 알려 준 건 학교도 교수도 아니었다. 학부를 졸업하고 첫 취직을 한 병원의 선임이었다. 그는 나를 충분히 정신건강 전문요원으로 활동할 수 있는 상위의 직군이라고 이야기했다. 심리학을 하고 이런 대접은 실로 처음이었다. 나조차도 심리학은 해외에서 석·박사를 하지 않는 한 길이 없다고 여겼었는데, 내 선택에 대해 지지를 해 주는 것 같아 용기가 불끈 솟아올랐다. 주눅 들지 말라는 의미로 보여 준 자료가 발을 떼고 나아가도 되겠다는 일말의 희망을 불러일으켰다.

나의 과거와 현재의 노력이 미래를 밝게 해 준다고 누군가 그랬다. 반면 내가 들인 노력은 그다지 미래를 밝게 해 줄 생각이 없었나 보다. 생각보다 미래가 밝지 않아 고생했다. 애매한 위치를 만든 장본인인 양 괴로워하기도 했다. 그럼에도 과거로 되돌아가 다시 살고 싶다는 생각은 들지 않았다. 있는 그대로의 나를 사랑한다는 것만 분명해진다. 남들과 같은 길이 아니었어도, 헤매기도 했어도 좋았다. 굳이 시간을 쪼개 남은 한 방울까지 짜내서 쓰겠다는 철저함이 없었다는 것, 나로 살아왔던 단편의 시간들이 마취제가 되어 힘들 때 위안이 됐다.

치밀해질수록 치열한 대학, 대학원, 수련 과정을 거치고 나서야 임상심리사라는 마크를 손에 쥔다고 여긴다. 그러니 한시도 쉴 틈이 없다. 과거와 현재와 미래가 연결되어 있고 과거의 내가 현재를 말하고 현재의 내가 미래를 비추겠다며 숨 쉴 틈 없이 돌진한다. 거기에 정작 나는 없다. 내 정신건강은 생각해 볼 틈 없이 타인의 심리를 어떻게 평가할지에만 골몰한다.

그래서 너무 열심히 살지 못하는 나에게 감사하다. 목표를 세우고 발만 슬쩍 담그자는 식의 나를 응원하게 됐다. 단, 포기하지는 않았다. 때론 멈추기도 했지만, 길 위에서 어설프게 서 있기도 했지만, 심리학의 시냇물에서 쉬지 않고 천천히 흘러 어느새 강 입구에 도착했다. 좁은 문을 통과하기 위해 촉각을 곤두세우는 대신 나름의 길을 걸어갔던 나를 아끼게 됐다. 때론 남들보다 한참 느려 나조차 당황스럽기도 했지만 비교적 잘 흘러왔음에 사랑스러운 감정을 느낀다.

빛나는 별은 애초에 내 꿈이 아니었다. 내면을 성찰하는 힘을 키워 나가면서 나만의 방향을 찾는 것, 그것이 내 꿈이다. 그 덕에 부정적인 소리의 들판에서 견디는 내성을 키워 오랜 시간 임상심리사로 있다.

갈수록 더 치열해질 그대들의 미래를 헤엄치며 유연하게 대처할 방법을 모색하기를 바란다. 우리가 무언가를 하는 행위 자체가 유용에서 무용으로 가고, 질서에서 무질서로 가는 거라면 응당 이쯤에서 멈춰야 하는 게 맞을 것이다. 그러나 우리는 한발이라도 앞으로 가야만 하는 세상 속에 있다. 어떻게 선행하면서 갈 수 있을지에 대한 모색이 무색하게 세상이 병들고 있고, 시간이 지날수록 살아가는 관문이 좁아지고 있다. 그럴 때일수록 생각을 해야 한다. 그러는 사이 뜻밖의 발견이 있을지도 모른다.

그러기 위해서는 쉬어갈 줄도 알아야 한다. 쉬는 동안 만난 것들이 자양분이 되어 단단한 배경이 되어 줄 것이다. 자기 생각이 편협하다는 것을, 그러니 유연하게 사고해야 한다는 걸 알려 줄 게다. 실로 소중한 무언가를 등한시하지 말자. 똑같은 일상에서도 작은 미소 하나만으로도, 기지개 한 번만으로도 세상은 달라질 수 있다. 돌진만 하다 보면 작은 헤맴에도 안절부절 못하기 마련이다. 가다가 만난 길이 힘들고 더 헤매는 것 같더라도 즐겁고 편안한 마음을 가질 수 있는 나를 키워 보자.

(제3장)

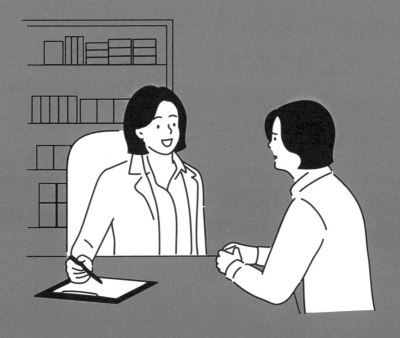

수련
생활

수련하겠습니다!

정신건강 임상심리사 수련을 받기 위해 지식과 이력을 쌓는 시간을 갖는다. 대학 과정에서 수련 관련 과목이 개설되어 있는 경우도 있고, 그렇지 않은 곳도 있다. 스터디 그룹을 만들어 함께 하기도 한다. 공부하는 내용은 DSM-5[1]를 비롯한 정신병리, 로르샤흐를 비롯한 심리평가, 집단 및 개인치료 등이다. 주로 수련 시험을 목표로 이론 지식을 공부하고, 병원, 센터 등에서 실습경력을 쌓는다.

수련 공고는 보통 수련을 시작하기 전 해 10월부터 수련을 시작하는 해 2월 사이에 난다. 기관에 따라서 시험을 보는 형태가 다르다. 서류접수, 시험, 면접, 최종면접을 다 보는 곳도 있고, 그중 어느 부분은

---

1 정신질환 진단 및 통계 매뉴얼(약칭 DSM).

생략된 곳도 있다. 공고를 내고 수련생을 채용하는 절차가 마무리되면, 통상 3월부터 수련 생활을 시작한다. 수련병원으로 지정된 정신의료기관은 정신요양시설, 정신재활시설, 정신건강복지센터, 보건소 또는 정신의료기관이다.[2]

수련기관을 선택하기 위해 여러 가지를 고려할 것이다. 기관, 환자군, 기간 등 많다. 병원, 정신건강복지센터 등 어느 기관에서 수련을 받을지에 따라 반영된 경험하고자 하는 의도 또한 다르다.

기관에 따라 일정 시간 타 기관에 파견을 가야 한다. 병원에서 수련을 한다고 해서 그곳에만 있는 것이 아니라 일정기간 정신건강복지센터로 파견을 가서 여러 장면에서 일하는 임상심리사의 업무를 익혀야 한다. 반대의 경우도 마찬가지다. 환자군을 고려하는 면에서는 종합병원에서처럼 다양한 환자군이 있는 경우도 있고, 중독과 같은 특정 질환 혹은 특정 연령대의 환자군들이 밀집해 있는 곳도 있을 것이다. 또한 수련을 몇 년 동안 받을 것인지에 대해서도 고려하여 지원을 한다.

온전히 하고자 하는 것을 향해 전진하는 진취적인 사람은 멋지다. 반면, 나는 행동반경의 폭이 좁아 무언가를 하고자 할 때 제약이 많다. 목표를 이루기 위한 과정을 버틸 수 있는 인내력이 얕다. 목표로 가기 위한 모든 과정을 함께 보기 때문에 좀 더 고되다. 그래서 그 과정을 즐

---

2 보건복지부령 중 법 제 17조 제1항. 시행 2022.4.8.

길 줄 아는 사람이 되려고 노력한다.

수련기관을 고려할 때도 마찬가지였다. 수련을 받는 곳이 지금의 내 생활에서 너무 벗어나 있지 않기를 바랐다. 집에서 가까운 곳의 수련기관을 택했다. 실상 어느 곳에 가든지 통학할 수는 없었으며 적응해야 하는 건 마찬가지인데도 매번 우물 안 개구리이기를 자처했다.

한 곳을 지원했다. 안 되면 이것을 핑계로 쉬자는 마음도 있었다. 수련에 합격하지 못한 이들의 이야기를 들어 보면 불합격 횟수가 쌓일수록 좌절 경험에 빠져들고 점점 더 실력은 줄어드는 것만 같다고 한다. 그런 과정을 겪지 않은 시간을 지나온 것에 큰 감사함과 임상심리사 구조에 대한 씁쓸함을 동시에 갖는다.

수련 시 받는 보수에 대해 이야기를 해 보자면 적절한 처우를 보장하는 기관도 있지만, 최저 임금수준이나 급여를 주지 않는 곳도 있다. 교육을 받는 사람에게 급여를 준다고 생각하면 어처구니없는 발언으로 들릴지도 모른다. 그러나 상생하는 면을 고려하는 게 사회라고 생각한다. 안 좋은 점만 들춰내려고 하면 끝이 없다(깎아내리기로 마음먹으면 어두운 면만 보여요).

한 기사를 보니, 수련을 받는 동안 너무도 낮은 임금을 받은 것에 대해 법률적인 타당성을 논하는 내용이 있었다.[3] 정신건강임상심리사 수련에 따른 보수를 지급해야 하는 경우는 연 1천 시간의 교육 시간을 넘

---

3   박기완. 2021. 정신건강심리사, 3천 시간 노동에 임금 '0원'…"수련 생활은 노동 아냐". YTN. https://www.ytn.co.kr/_ln/0103_202112270545285676

기며 기관의 이익을 창출한 것에 대해 급여를 지급해야 하는 것으로 규정되어 있다고 한다. 공인노무사는 이는 합법적으로 열정페이[4], 노동력 착취를 하는 거라고 이야기했다.

여기에는 크게 두 가지 문제가 눈에 들어 온다.

1. 자격을 취득하지 않은 상태에서 자격요건을 충족하기 위해 교육을 받는데 교육비를 내는 것이 아니라 급여를 받는 것
2. 수련을 받는 도중 환자를 상대로 심리검사를 하는데 현장에 있는 환자들을 직접 만나 경험할 수 있는 것의 이면에 수련생이 창출하는 수익이 발생하는 것

합의할 수 없음에 수련하는 동안 겪은 일이 부당하다고 여기고 수련이 끝난 후에 서로를 등지게 되는 일이 발생하는 것 같다. 매일 웃으면서 지내는 건 아닐지라도 자격을 취득하고 이것을 가지고 직업전선에 가는데 시작부터 어둠이 드리워지지는 않았으면 좋겠다. 그러기 위해서는 정신건강전문요원 수련 과정이 합의에 이르고, 수련을 받는 이들도 상생하는 태도를 기를 수 있어야 한다.

---

4 무급 또는 최저시급에도 미치지 못하는 아주 적은 월급을 주면서 청년들의 노동력을 착취하는 행태를 비꼬는 신조어다.

알지 못하는 곳으로 빠져들어간다. 한가로운 인기척 속에 푸르렀던 문을 잊지 못한다. 서류접수를 하고 전공지식 시험을 치렀다. 시험을 보고 나니 수련감독자(수퍼바이저라고도 부른다)와 면담이 진행됐다. 수련감독자 심사다. 건물 안의 냉기에 온몸을 잠시 털고 안으로 들어가니 수련감독자가 앉아 있다. 수련감독자가 앞에 있는 검사지를 풀라고 한다. 푸는 동안 이런저런 질문을 한다. 검사지를 풀었는지, 질문에 답을 했는지 알 수 없는 시간의 흐름을 받고 앉아 있다.

그러다 면접이 끝나갈 즈음 수련감독자의 얼굴, 목소리만 남는다. 함께 있는 동안 잘 보이고 싶어졌다. 해 보지 않은 노력의 티가 많이 났으리라. 짧다면 짧은 그 시간 속에서 일원이 되고 싶어졌다.

최종면접 대상자라는 연락을 받았다. 다시 찾아간 그곳은 역시나 알 수 없는 곳이었다. 환자이기도 하고 죄수이기도 한 이들이 있는 그곳은 미궁이었다. 건물 안 넉넉한 길을 걸어가는데, 마치 다시 되돌아 나올 수 없을 것만 같았다. 퀴퀴한 냄새가 내 마음을 황량하게 했다. 황량한 대기실에서 마음도 좀 채 갈피를 잡지 못했다. 그 상태로 최종면접장에 들어갔다. 들어간 곳에는 병원장을 비롯한 다섯 명 정도의 면접위원이 있었다. 이전의 황량함은 어느새 그들의 따스함에 점점 녹아들었다. 황량한 건물에 따스한 햇볕, 다정한 사람들이 나를 반기는 듯했다.

그러고 보면, 학부를 마치고 처음 들어간 직장에서도, 수련을 받은 곳에서도, 수련받고 일한 병원에서도 모두는 따뜻했다. 어떻게 그들은 일면식도 없는 나에게 따뜻할 수 있었을까? 그때의 온기가 지금도 내 마음을 감싼다. 마치 사랑받기 위해 태어난 사람처럼. 황량한 곳에서조차 따뜻한 온기로 나를 데워 주었던 그 순간이 나를 비춘다. 매번 그런 분위기에 빠져들고 만다. 그럴수록 차분해지고 나로 있을 수 있는 힘이 생긴다. 반기는 공기 속에, 부드러운 손짓 속에 성장하는 내가 있다.

그런데 정작 예정된 날짜가 지났는데 연락이 없다. 무소식에도 내 마음은 평온했다. 며칠이 더 흐른 뒤에 발표가 났는지는 기억나지 않는다. 합격과 불합격에 따른 내 마음을 알지 못했다. 여행을 가기 전에 설렘을 잘 느끼지 못한다. 여행을 가고 나서야 "아" 한다. 이처럼 내 마음의 안도감을 알지 못한다.

반면, 어머니는 하루하루 애가 탔다. 합격 발표일 이전부터 날짜를 묻기 시작하더니, 이내 전화해서 물어봐야 하는 거 아니냐며 답답함을 표현하셨다. 촛불을 켜고 밤낮으로 기도를 시작하셨다. 짧아진 초, 상냥한 전화. 공지가 늦어졌다며 합격자이니 준비사항, 오리엔테이션 및 서류를 작성하러 오라고 했다.

수련을 시작할 때는 의외의 따뜻함 속에서 오랜 시간을 견뎌냈다. 온통 차가운 얼음만이 지척이라고 생각하는 지금도 당신에게 손을 내미는 곳이 있다. 차가운 손이라도 맞잡고 있다 보면, 어느새 온기가 쌓여 눈물이 나기도 한다. 나는 당신이 그런 따뜻함을 잘 발견할 수 있는 사람이었으면 좋겠다. 이것을 이루고 난 다음의 목표, 누군가를 제치고, 싸우고, 시기하며 보내는 나날들, 누군가의 이야기를 통해 쌓인 선입견은 당신의 과거, 현재, 미래를 결코 풍요롭게 할 수 없다. 당신의 곁에 내 마음의 온기를 담아 보낸다.

나는 이제 이곳에 들어갈 수 있는 사람이었다. 복잡한 절차가 앞으로는 간소화되리라. 뭔가 시작부터 인정받은 기분이다. 수련감독자에게 인사를 하고, 친절한 수련 선배가 오리엔테이션 해 주었다. 수련기관, 사무실, 기숙사와 같은 구조적인 안내와 더불어 도서, 공부해야 할 지식적인 부분 그리고 수련 생활 팁을 많이 받았다. 친절함과 상냥함과 똑똑함을 모두 갖추면서도 자연스러운 것이 멋져 보였다.

수련 지침은 세세했다. 머리부터 발끝까지 정해져 있었다. 머리는 귀밑 3cm 이상이 되면 하나로 정갈하게 묶어야 한다. 화장은 하지 말아야 한다. 가운, 초시계, 수첩, 펜까지 어떻게 해야 하는지와 같은 규칙 속에도 규칙이 있었다. 그것에 기쁜 마음까지는 아니어도 반기를 들 생각이 전혀 들지 않았다. 마음속에선 반기가 아닌 반가움이 가득했다.

오히려 내 눈에 들어온 것은 기숙사였다. 사람이 머무는 곳과 비어 있는 곳이 마치 온탕과 냉탕처럼 느껴졌다. 온탕에 머물고 싶었다. 나는 느긋한 편이다. 오랜 시간 공부에 목마르지 않은 채 지냈기에 수련의 길이 얼마나 험난한지, 외우고 시험을 보는 일이 반복되는 매일이 얼마나 고될지, 검사, 치료, 발표, 스터디 등 하루를 쪼개고 쪼개도 견디기 힘든 날이 올지 몰랐기에 순진했다. 그저 좋은 방을 고를 수 있기를 바랐다.

수련을 받을 때 지식과 실무 경험을 쌓으면서 더 나은 임상심리사가 되기 위해 노력하기에도 바쁘다고 생각하겠지만, 어느 곳이나 그럴 수 있는 것은 아니다. 오히려 업무 강도는 약한 데 반해 골방에 갇혀 그들만의 리그에서 편 가르기를 하고, 깎아내리면서 내몰기에 바쁜 시기를 보내는 이들도 있다.

비이성적인 시스템에 잘 맞는 이는 시작부터 꼬인 실타래에 감겨 들어가 비뚤어진 인격체를 공고히 하기도 한다. 그러니 문턱조차 밟아 보기 힘든 수련이라고 해서, 일단 들어가고 보자는 식이 아닌 근본적인 틀이 잘 짜여 있는 곳을 택해야 한다.

나는 고려한 사항에 비해 좋은 수련감독자와 기관을 만났다. 그러나 당신에게는 이런 일이 일어나지 않을 수 있다. 그러니 정보를 알 수 없는 곳에 모여서 누군가를 폄하하기 위해 기웃거리거나 혹은 동조하거나 혹은 선동하는 일보다는 애초에 수련의 목적이 무엇인지, 내가 향후 어떤 임상심리사로 살아갈 것인지에 대한 기본을 지니고 있어야 한다. 그래야 행여나 마주하게 될 수도 있는 비뚤어진 곳에서도 나를 지킬 수 있다.

그러한 흐름이 쌓여 임상심리사의 세계를 올바르게 끌어나갈 거라 믿는다.

수련 풍경

수련이 시작됐다. 수련을 하거나 마친 선배에 대한 조언을 들은 적이 없었다. 전공 세계의 지인도 없었다. 알고 시작해도 기관마다 가지고 있는 특성이 있어 새로운 것은 마찬가지였을 것이나 시도조차 하지 않은 순수한 내가 있었다.

덕분에 수련감독자가 하라는 대로 행했고, 그런 나에게 오염되지 않아 좋다고 하셨다. 여기서 오염의 의미는 '더럽게 물듦, 더럽게 물들게 함'이라는 사전적 의미와는 다르게 임상심리 장면에서 종종 사용한다. 예를 들어 검사를 하고 일주일도 채 지나지 않아 같은 검사를 다시 한다고 생각해 보자. 분명 검사를 받는 이는 처음 접하기 전보다 기억하는 것이 많을 것이다. 검사에 대해 설명을 할 때 이미 알고 있는 내용도 생긴다. 모르던 상태와 같은 검사를 하지 못할 가능성이 발생한다. 이러한 때에 '오염됐다'라는 말을 사용한다. 그리고 다른 경우에는 이렇다.

누군가 옆에서 훈수를 두어 다른 이의 생각이 덧입혀지는 경우이다. 그러면 처음 내 생각과 전혀 다른 방향으로 가기도 한다. 이런 때에도 오염됐다고 한다.

간혹 이런 일도 있다. 수련을 하다가 어떠한 사정으로 중도에 그만 두었다가 타 기관에 다시 지원을 한다고 해 보자. 이때 수련감독자는 지원자가 경험이 있어 가르치는데 수월하겠다고 여기는 이가 있고, 이전 기관에서 배운 것만을 가지고 고수하려고 하지 않을지에 대해 생각할 때 사용하기도 한다.

이외에도 많은 장면에서 오염이라는 말을 사용한다. 어찌됐건 오염이라는 말을 사용할 때는 이전의 상태로 돌아갈 수 없는 때를 염두에 두는 것 같다. '오염'이라는 말만 듣고 수련감독자가 나를 오물로 보고 있다고 생각할 일은 아니다. 무엇으로 인해 색이 덧입혀져 본연의 모습과 다르다는 선에서 포괄적으로 사용되는 경우가 많다.

수련감독자가 주는 지식을 덧입히지 않은 채 받아들일 수 있고, 수용하는 자세가 좋다는 긍정적 의미. 누군가 나를 싫어하는 눈빛을 모를 수 없듯이 좋아하는 마음도 그렇다. 덕분에 나는 더 성실하고 용감할 수 있었다. 하다가 모르는 내용에 대해 시늉하지 않고 물을 수 있었다. 그리고 수련감독자는 매번 나의 질문에 함께 고민해 주었다.

수련받을 당시에는 하라는 것 하기에 급급해, 내 주변 사람들의 인격을 헤아리지 못한다. 당장 공부하느라, 보고서 쓰느라 잠을 제대로 이루지 못하는 날들의 연속이라 구름 속에 잠식해 있는 채로 등한시하기 일쑤이다. 그럴 때일수록 한걸음 떨어져 나를 객관적으로 바라보는 시간을 가져야 하는데 쉽지 않다.

수련을 시작하고 한 달 정도는 심리검사에 들어가기 위한 교육을 받는다. 모르는 심리사의 영역을 알게 만들고, 아는 것도 다시 익히는 과정을 쉼없이 한다. 수련감독자의 검사 장면에 들어가 조용히 관찰한다. 작은 소리에도 검사 장면에 방해자극이 될 것 같아 숨소리도 조심하면서, 그러나 한 개라도 더 배우려는 마음으로 앉아 있는다.

드디어 첫 심리검사를 행한다. 이제는 수련감독자가 관찰자로 앉아 있고, 내가 환자 앞에 앉아 있다. 검사를 행할 때는 90도 각을 이루는 지점에 검사자가 앉아서 진행하면 좋다고 하지만, 수련기관의 특성상 마주 앉아 행하였다.

시뮬레이션을 통해 시행착오는 줄일 수 있을지 망정, 긴장이 되지 않을 수 없다. 내가 환자의 시간을 잡고 있다는 생각에 조심스러움이 극에 달한다. 공간과 시간이 나를 조여올 때 혼자가 아니라는 사실이 많은 도움이 됐다. 수련감독자가 뒤에서 든든히 버텨 주셔서 별탈 없이 해나갔다. 이만하면 진행해도 되겠다 싶을 때까지 봐 주셨다.

시간이 흘러, 실습을 지도하는 역할을 하는 나도 만나게 된다. 실습이 끝난 후 실습생이 나와 같은 생각과 감정을 이야기할 때가 종종 있다. 지도감독을 하기 위해 한 공간에 있는 것만으로 느끼는 안도감은 시간이 지나도, 공간이 변해도 여전하다. 이것은 누군가 나를 지켜 주고 있다는 안도감을 넘어 무언의 맹세와도 같은 힘을 가지고 있다.

수련 요건으로 수련기관, 수련감독자, 수련생은 세트다. 수련감독자와 수련생의 수는 허용범위 안에서 자유로운 편이다. 수련생을 받을 수 있는 최대치 안에서 채용하면 된다. 당시 수련생 두 명에 수련감독자는 세 분이었다.

수련감독자가 여러 명인 것은 단점보다 장점이 많다. 최고의 장점은 배울 수 있는 폭이 넓어진다는 거다. 지식적인 면에서 정신병리, 심리평가, 중독 등으로 나누어 매일 스터디를 할 수 있었다. 치료도 인지행동치료, 사이코드라마, 정신치료 등 다양하면서도 심도 있게 배울 수 있었다. 그러기 위해 수련생이 할애해야 하는 시간이 더 많아지지만 말이다.

심리평가보고서를 작성하는 방식도 수련감독자에 따라 달랐다. 큰 흐름은 비슷해서 무리가 가는 정도는 아니었으나, 버거운 것도 사실이다.

A 수련감독자가 가르쳐준 대로 해가면, B 수련감독자는 틀렸다고 할 때는 난감하기도 하다. A에게는 맞지만 B에게는 틀린 내용에 대해 여러 문헌을 찾아도 나오지 않을 때는 수련생이 아닌 실무자가 되었을 때 어떻게 평가해야 할지 고민하느라 잠을 이루지 못한 때도 있었다.

자연스럽게 비켜 갈 수 있으면 비켜 가는 방식을 택했다. 비킬 대로 비켜 가다가 답이 필요한 경우에는 속절없이 비를 맞는 기분이 들 때도 있었다.

그러나 슬퍼할 필요까지는 없다. 이런 기분은 수련감독자가 해결해줄 거란 안일한 믿음에서 나오는 것이다. 스스로 배워서 채워가야 할 몫이 있다. 배울수록 아는 것이 많아질수록 미궁에 빠지는 건 어쩌면 당연한 일이다. 다른 방식으로도 충분히 배울 수 있는 시간이 찾아온다.

수련감독자가 한 명일 때는 수련을 받는 위험부담도 커진다. 만약 수련을 받는 도중에 수련감독자가 퇴사를 하게 되어 공백을 메우기 어려워지면 수련 존폐 위기에 처하게 될 수도 있다. 그만큼 수련감독자 한 명에 의해 좌지우지되는 정도가 크다. 수련 지식의 다양성도 상대적으로 덜할 수 있다. 그런 면을 고려하면 훌륭하면서도 겸손했던 그분들에게 더욱 감사함을 느낀다.

수련받을 당시, 기관에는 정신건강 임상심리사외에 정신건강 사회복지사 수련을 받는 이들도 있었다. 덕분에 타 직역 사람들의 업무에 대해 논의하는 장도 자연스럽게 이어졌다. 환자 사례를 여러 직역에서 바라보고 치료를 위해 논의한다는 것은 수련에 꼭 필요한 부분이다. 수련의(레지던트)와도 함께 하는 일들도 많았다. 다들 모나지 않고 자신의 위치에서 열심히 하는 사람들이었다.

끝도 없이 펼쳐진 것 같은 길을 걸어 수련생 사무실에 간다. 방은 널

찍하고 물건들은 오래됐다. 책상에는 역시 언제 태어났는지 모를 컴퓨터가 있다. 원자료가 빼곡히 들어 있는 캐비닛이 삐거덕거리고 잘 열리지 않는다. 사무실의 문을 열고 수련의가 검사해야 할 명단을 준다. 명단을 받은 이후 약 4주 이내에 심리평가보고서를 제출해야 한다.

수련생 사무실을 나와 오십 보 앞의 철문을 향해 걷는다. 철문을 열고 나오는 통로를 따라 병동으로 간다. 스테이션에 가기 위해서는 복도와 병동 안으로 이어지는 통로를 걸어가는 일부터 시작된다. 사람의 그림자만 봐도 인사를 해야 하는 수련 생활인지라 벌써 목이 뻣뻣해진다. 누군가의 대답이나 미소를 예상하고 하는 인사는 아니다. 정해진 규칙을 따른다는 생각으로 할 뿐이다. 쉴 새 없이 인사를 하며 복도를 지나 스테이션 안으로 들어간다. 간호사와 보호사에게 인사를 한다.

스테이션은 주로 간호사와 보호사들이 있는 곳으로 환자들의 모습을 보고 부를 수 있으며 병동으로 들어가는 문이 연결되어 있다. 또 병동 곳곳에 설치된 CCTV를 통해 환자들을 볼 수 있다. 스테이션 안에서 차트를 본다고 이야기하고 구석에서 주요 사항을 적기 시작한다. 스테이션에는 간호사 몇이 이야기하고 있다. 그들로부터 간간이 좁은 세상의 이야기를 듣는다. 차트를 읽어 내려갈수록 스테이션 직원들 간의 말은 귀에 들어오지 않는다.

차트 속 사건 내용을 적어 가는 얼굴빛, 손 떨림, 자세가 좋지 않다. 수련받은 해에는 여러 범죄 중 유독 성범죄 환자가 많았다. 성범죄 처벌에 관한 법률 위반. 환자들 사이에서도 성범죄로 들어온 이는 경시 받는다는 이야기가 있을 정도로 미간을 찌푸리게 하는 죄목이다. 검사 의뢰서를 받아 드는 순간부터 기분이 좋지 않다.

하라는 일을 하고 정해진 길을 걷는 것은 시간이 지나면 익숙해진다. 그러나 같은 도구를 사용하여 반복하는 것 같아 보여도 결코 같은 검사일 수는 없다. 임상심리사라는 직업은 쉬이 익숙해질 수 없는 시간을 걸어가는 일이다. 심리검사를 할 때에도, 심리치료를 할 때에도 만나는 이들에 따라 낯설게 느껴지기도 한다. 모르는 것보다 아는 것이 많은데도 마치 미궁을 걷는 것 같을 때가 종종 찾아온다. 비단 환자의 상태, 이력 그런 것보다는 내 자리의 무게가 시간이 지날수록 실로 무거워짐을 알기 때문이다.

환자와
범죄자 사이

수련하는 동안 여러 죄목과 정신장애를 가지고 있는 환자들을 만났다. 수련받은 기관은 범죄 유무를 떠나 환자이기에 치료를 우선에 둔 곳이다. 사건 및 증상을 감정하기 위해 우선 한 달 정도 생활하면서 정신상태를 감정받는다. 정신감정은 정신이상으로 범죄를 저질렀는지 아닌지를 가리기 위해 하는 절차를 의미한다. 범행을 저지른 후 정신상태를 알 수 없거나 판명이 필요할 때 본 병원에 한 달 동안 있으면서 감정을 받는다. 그리고 치료가 필요하다고 판단되면 입소한다. 감정 환자는 수련감독자가, 입소환자는 수련생이 심리검사를 했다.

어떤 이들은 사회에 있을 때 적절하게 치료받지 못해 정신병리 책에서 기술하고 있는 뚜렷한 증상들을 몸소 표현하였다. 증상을 치료하지도 조절하지도 못한 채 범죄로 이어져 있는 상태여서 급성 상태를 한눈에 볼 수 있었다.

온종일 다리를 든 채 가만히 있는 환자, 환청 소리에 떠나갈 듯이 반응하는 환자, 상동 행동을 반복하고 있는 환자 등등 정신질환의 진단 및 통계 편람의 집결체였다. 당시에는 정신병원에 가면 흔히 보는 환자라 생각했는데 아니었다. 친절한 한 의사는 이런 증상은 흔히 볼 수 없다고 알려주기까지 했는데 간과했다. 이곳을 나와 만성 환자들이 주로 생활하고 있는 정신병원[5], 대학병원 등 여러 곳에서 근무하고 나서야 그곳 환자들의 증상이 책에서나 나오는 이야기임을 실감했다.

그리고 정신과적인 증상이 발현되고 가족들이 물심양면으로 보살피고 호전될 수 있도록 돕는 경우보다 그렇지 못한 채 사회에서 소외되고 병을 키워, 병이 만든 아비규환 속에서 세상의 파도에 잠겨 있는 수많은 정신장애인들이 있다는 것도 간과했다. 과거나 현재나 나는 세상이 얼마나 넓은 줄 모르고 내 데이터로만 현실을 보고야 만다. 생각 없이 흘러간 수많은 사회의 현실이 얼마나 많을까? 머리로만 그들의 아픔을 생각하지 말고, 마음으로 통감해야 사회가 바뀔 수 있음을 헤아린다.

하루 일정을 쉴 새 없이 만나다 보면 어느새 저녁 시간이다. 기숙사

---

5 정신과적인 진단을 받고 오랫동안 병이 지속되어 만성 상태에 이른 환자들이 생활하고 있는 곳이라고 이해하면 된다.

에 돌아와서도 채점 및 보고서 작성과 연구주제 논문 번역, 치료 준비로 바쁘다. 바쁜 와중에도 뉴스를 챙겨 본다. 나는 어둡고 무섭고 잔인한 것을 싫어한다. 일부러 멀리 돌아가는 편이다. 수련받기 이전과 그리고 수련받은 이후 뉴스를 잘 보지 않는다. 그러나 수련받을 때만큼은 정독하듯이 뉴스를 봤다. 이해되지 않는 행동을 한 이들은 어김없이 이곳으로 왔으니까. 괴상하고 기이하고 잔인하고 혹독한 이들의 모습을 정면으로 바라보는 일도 수련받는 과목 중 하나였다.

뉴스는 사건에 초점을 두어 이야기한다. 정신장애를 가진 사람이 범죄를 저질렀다는 부연설명은 있을 수 있다. 악마가 나를 향해 달려온다면 당신은 어떻게 할 것인가? 싸우거나 도망가거나 기절하거나 하는 등의 방편을 취할 것이다. "○○의 △△을 찔러 죽였다"라는 사실 이면에 아버지가 악마로 보여 저지른 끔찍한 일이 발생하기도 한다.

상대방이 책을 넘기면서 자신을 쳐다보는 것은 사랑한다는 표현이라고 믿는 경우도 있다. 상대방이 먼저 자신에게 사랑을 표현했는데, 자신의 마음을 받아 주지 않자 화가나서 해를 입히는 일이 발생하기도 한다. 믿음은 어느새 사실이 되어 있다.

수련을 받을 때 사람들은 종종 "안 무서워?"라고 묻곤 했다. 당시에 나는 그들을 만나는 것에 두려움이 없었다. 나는 심리사이고, 그들은 환자인 채로 적당한 거리를 두면서 나날을 마주했다. 반면 환자 유형에 따라 심리평가를 하는데 파동이 클 것 같다면, 심리사로서 충분히 오래

고민해야 한다.

　물론 범죄와 관련이 없는 곳을 근무지로 선택해도 교도소에 수감 중인 상태로 심리검사를 받기 위해 나오는 이들도 있고, 곧 일을 저지를 것 같은 험한 이들이 내원하기도 한다. 많고 적음의 차이는 있을지언정, 내가 보고 싶은 유형만 만나고 살 수는 없는 것이 임상심리사의 운명이다. 그러니 환자를 만날 땐 증상을 가진 환자로서 볼 수 있는 자세를 키우면 좋다.

　다음으로 심리사가 가지고 있는 규준과 가치에 대해 논해 본다. 어떻게 범죄를 저지른 이에게 심리치료를 하며 내 삶의 나날을 내주어야 하냐며 번민하는 이들이 있다. 이로 인해 일상이 흔들릴 정도의 괴로움과 고통을 겪는다면, 수련받고자 하는 기관 리스트에서 제외해야 한다.

　상담을 하기 전이 아닌, 하는 도중에도 상담자가 가지고 있는 도덕에 담을 수 없는 환자는 중간에 종결되기도 한다. 무책임한 게 아니다. 상담사가 모든 것을 감당하면서 치료를 이끌어야 한다는 것은 있을 수 없다. 그러면 제대로 된 치료가 될 수 없다. 치료 도중에도 이렇게 회기가 종결되기도 하는데, 치료 전에 환자군을 고려하고 고민한다는 건 심리사에게 반드시 필요한 태도이다.

　말처럼 쉽게 하지 못할 일들이 많다. 객관성과 안정성을 유지하면서 일정 기간 수련받고, 수련 생활이 얼마나 큰 자양분이 될지를 고려해야 한다. 나는 수련감독자의 지식을 비롯한 인격, 수련기관의 태도, 정신장애 편람의 충실한 표본을 가지고 있는 다정했던 환자들과도 잘 맞았다. 그들을 철저히 원수로 보지도, 동정 어린 시선으로 마음을 동하지도 않았다.

그럼에도 그들의 평화에 인간으로서의 가치가 불쑥 끼어들기도 했다. 그러니 안 되는 것을 되게 할 영역이 있고, 그렇지 않은 부분을 가려내는 눈이 필요하다.

시작!
심리검사

이제 심리 검사에 대해 대략적인 이야기를 해 보려고 한다. 실제 환자를 이야기하는 것 같겠지만, 실상은 픽션에 가깝다. 그러니 '이런 환자가 있었어?'라며 볼 일은 아니다. 수련 생활의 이해를 돕는 정도에서의 검사를 살짝 보여 주는 정도라고 보면된다. 수련 입문자가 하는 첫 검사선에서 이야기를 시작한다.

차트에 있는 내용을 옮겨 적고 제자리에 꽂는다. 담당자에게 다 봤다고 인사를 한 후, 스테이션의 창 쪽에 놓여 있는 마이크로 가서 환자의 이름을 부른다. 스테이션 밖으로 나와 환자를 기다린다.

환자가 철장 안에 서 있다. 싸늘한 표정. 환자의 이름을 확인한다.

"○○ 님, 앞으로 저와 심리검사를 하게 될 거예요. 이곳에 입소하고 의사 선생님이 의뢰하면, 심리검사를 하게 됩니다. 오늘 저와 심리검사를 두 시간 정도 할 거예요. 검사를 하기 전에 화장실을 다녀오셔야 하거나, 급한 일이 있으면 지금 하고 오셔도 됩니다" 등의 대략적인 설명을 한다.

보호사에게 문을 열어 달라고 하면 환자와 한 공간에 있게 된다. 검사실을 안내할 때는 환자가 앞서 걷고, 심리사가 따라간다. 검사실에 들어서면 환자는 검사실 안쪽에 앉고, 무슨 일이 생기면 당장이라도 나갈 수 있게 문 쪽에 검사자가 앉는다. 검사 테이블에는 만약을 대비해서 전화기와 비상벨이 달려 있다.

"안녕하세요. 앞으로 저하고 두 시간 정도 심리검사를 할 거예요. 다 하고 나서 식사하러 가면 돼요. 오늘 검사가 끝난 후에도 몇 번 정도 저와 더 만나게 될 수 있어요. 검사 시작할게요."

환자와 하는 검사는 보통, BGT, HTP, 지능검사, Rorschach 순서로 진행된다. 환자가 자기보고식 검사를 직접 수행하기 어려울 때는 심리사가 돕는다.

환자의 이름, 생년월일과 같은 기본적인 사항에 관해 물어보고, BGT를 시작한다. BGT는 Bender-Gestalt Test를 줄여서 부르는 말이다. Bender가 사용한 BGT 도형은 모두 9개로 A와 도형 1에서 8까지의 명칭이 붙어 있다. 이 도형은 막스 베르트하이머(Max Wertheimer)가 지각에 대한 형태심리학적 법칙을 설명하기 위해 고안한 것을 빌린 것이다.[6]

"앞으로 제가 몇 개의 카드를 보여 드릴 거예요. 카드를 보고 보이는 대로 되도록 정확하게 그려 주시면 돼요."

몇 개의 카드를 주고, 종이에 보이는 대로 그리라고 한다. 환자는 적절히 빠른 속도로, 매우 정확하게 수행한다. 검사자의 왼쪽에는 초시계가 놓여 있다. 환자가 그리기 시작할 때와 그리기를 끝낸 뒤에 초시계를 눌러 반응 속도를 확인한다.

환자가 주어진 카드의 그림을 그리는 동안, 검사자의 오른쪽에 있는 하얀 용지에 빠르고 바쁘게 행동이나 외모 등을 비롯한 행동 관찰 사항을 적는다.

다음으로 HTP를 실시한다. HTP는 House-Tree-Person의 줄임말이다. 1940년을 전후하여 그림이 개인의 정서적 측면과 성격을 평가하는 도구로 사용될 수 있다는 주장이 대두되었다. "그림은 개인의 심리적 현실 및 주관적 경험을 드러내 준다"는 인식에 바탕을 두고 투사적 그림 검사가 발전하였다. 그림을 내적 심리 상태에 대한 시각적 표상으로서 바라보게 된 것이다. 투사적 그림 검사는 "사람이나 집, 나무와 같은 특정한 형상에 대한 그림은 개인의 성격, 지각, 태도를 반영해 준다"는

---

6 정종진 저. 〈BGT 심리진단법〉. 학지사. 2003.

가정에 기반하고 있다.[7]

"이번에는 그림을 그릴 거예요. (A4용지를 가로로 주면서) 집을 한번 그려 보세요."

검사자의 왼쪽에는 초시계가 놓여 있고, 환자가 그리는 동시에 초시계를 누른다. 환자가 할 수 없다고 하면 종이를 거두기보다는 그릴 수 있는 만큼 그려 보라며 기다린다.

(A4용지를 세로로 주면서) "이번에는 나무를 그려 보세요."

(A4용지를 세로로 주면서) "이번에는 사람을 그려 보세요. 사람 전체를 그려 보세요" 식으로 진행된다.

검사가 끝난 후에는 연필과 지우개를 수거한 뒤, 집-나무-사람 그림을 그린 종이 중 집 그림을 다시 환자 앞에 내놓으며 면담한다. 환자는 친척 집을 전전하며 살다가, 초등학교 때에서야 가족이 모여 살게 됐다고 했다. 첫 집이라고 하였다. 환자가 보인 반응에 면담을 이어간다.

"집에서 살면서 기억에 남는 일이 어떤 게 있나요?"라고 하면,

"매일 아버지가 술을 먹고 와서 어머니를 때렸어요. 어린 형과 나는 무서워서 구석에 쪼그리고 울기만 했어요. 그러면서 생각했어요. 내가 커서 아버지보다 힘이 세지면 가만두지 않겠다고. 어머니를 때리는 아버지에게 화가 나서 집을 뛰쳐나와 술을 마셨어요. 그리고는 집에 들어가서 다 때려 부순 거 같아요. 저는 기억이 안 나는데, 일어나 보니 집이더라고요. 물건들은 부서져 있고…"와 같은 식이다.

---

7 심민섭 등 저. 〈그림을 통한 아동의 진단과 이해〉. 학지사. 2003.

검사를 다 하고 면담을 하는 이도 있는데, 나는 HTP를 비롯한 검사 장면에서도 많은 부분을 나누는 편이다. 역으로 면담하면서 HTP를 사용하기도 한다. 집 그림에서 가족 관계, 친구 관계, 성격 등이 편하게 그려진다. 자신의 이야기를 하는 촉매제가 되기도 한다.

다음으로 지능검사인 K-WAIS를 실시한다. K-WAIS는 Korean Wechsler Intelligence Scale의 줄임말이다. 웩슬러 지능검사의 한국판으로 목적적이고 효율적으로 행동할 수 있는 개인의 잠재력을 평가하기 위한 표준화된 과제들로 구성된 정신 기능 측정검사이다.[8] 지능검사는 약 10개의 소검사로 이루어져 있다. 소검사의 합을 일정한 규준 및 채점방식에 의해 전체지능으로 나타낸다. 그리고 각 지표 점수를 통해 개인적인 약점이나 강점도 알 수 있다.

상대적으로 다른 검사에 비해 오래 걸리는 객관적 검사이다. 지능을 측정하기 위해 10개의 소검사를 수행해야 한다. 학습지를 푸는 것 같기도 하여, 선생과 학생 같은 분위기가 만들어지기도 한다. 환자는 수행을 못 하는 것에 공격성이 올라오기도 하고, 위축되기도 한다. 또 지능이 좋은 사람들은 자신이 수행하지 못하는 것을 만나면 정해진 시간이 지나도 끝까지 풀기를 자처하기도 한다.

단순히 지능 점수만 알기 위한 검사가 아니다. 각 소검사의 기능은 지능의 좋고 나쁨 이외에도 유연성, 민첩성 등 여러 가지 정보를 가지

---

8 박영숙 저. 〈심리평가의 실제〉. 하나의학사. 1998.

고 있다. IQ가 100 이상인지 이하인지만 궁금해서 시능검사를 하기보다는 그것 안의 특성들을 살펴보는 데에 도움이 되는 검사다.

다음으로 Rorschach(로르샤흐)를 실시한다. 로르샤흐는 답이 없는 데 칼코마니 형식의 잉크로 만든 검사 카드를 보여 주고, 무엇처럼 보이는지 물어보는 형식으로 되어 있다. 투사적 검사의 일종으로 개인의 사고, 정서, 현실지각, 대인관계 방식 등 다양한 측면의 인격 특성에 관한 정보를 제공해 준다.[9]

"제가 지금부터 몇 개의 그림을 보여 드릴 거예요. 무엇처럼 보이는지 저한테 말씀해 주세요. 무엇처럼 보입니까?"라고 물어보며 각 카드를 보여 주고, 환자가 한 반응을 적는다. 반응하지 않는 이에게는 평균적으로 한 카드에 2~3개 정도의 반응을 한다고 하며 시간이 충분하니 반응하도록 한다. 기본적인 반응이 있어야 채점하고 해석하는 데 오류를 줄일 수 있다.

개인적인 짧은 견해로는 반응하지 못하는 것도 하나의 특성이라고 생각한다. 억지로 반응하는 경우도 있는데 각 카드에 대해 반응을 다하고 난 뒤에는 반응한 것에 대해서 검사자에게 어떻게 해서 그렇게 보였는지 알려 달라는 방식으로 다시 물어본다. 그러면 지어낸 반응으로 인해 2차 반응 시 설명하지 못하기도 한다.

어떤 검사이든 맹신하지 않고, 내가 알고 있는 검사가 최선이라고

---

9 박영숙 저. 〈심리평가의 실제〉. 하나의학사. 1998.

생각하지도 않는 나로서는 이 검사가 과연 어떻게 나아질지 지켜본다. 나아지지 않은 검사는 도태되었다. 그러니 어떤 방식으로든지 나아질 것이다.

검사는 검사다. 덮어놓고 믿기 시작하면 객관성을 잃기 쉽다. 온통 그것을 통해 사람을 보려고 할 수 있다. 내 속에 내가 너무나 많듯이 검사는 검사로서 있고, 객관성을 잃지 않고 환자의 모든 방면을 생각해야 한다.

수련할 때 심리검사 시 환자를 한 번만 만난 적은 없다. 검사 소요 시간이 오래 걸리는 것은 차치하고도 검사를 마치고 매일 수련감독자에게 보고하고 필요한 부분을 면담에 넣는 등의 일이 이어져, 여러 번 환자와 만나는 일은 으레 있었다. 매번 빼먹고 물어보지 않아서 여러 번 만났다기보다는 환자의 상태와 검사 시간 조절 등 여러 가지를 고려해서 충분히 그들을 만날 수 있었다.

그렇게 검사가 끝나고 "더 하고 싶은 말이 있으신가요?" 하고 물어보며 환자와 작별한다. 물음에 아무 말이 없는 환자도 있고, "저하고 검사를 해 줘서 감사합니다"라며, "이렇게 대화가 통하는 사람하고 이야기를 할 수 있는 시간이 얼마만인지 모르겠습니다. 여기에 들어와서 말할 상대가 없었습니다. 그렇다고 저에게 못되게 구는 사람들이 많다는 것은 아닙니다" 라고 말하는 사람도 있었다. 이런저런 말을 하든 하지 않든 검사가 끝날 때는 처음 검사할 때보다 온기가 돌았다. 이곳도 사람이 살아가는 세상이고, 그들 세상에 비집고 들어온 나를 향해 미소 짓기도 하는 곳이었다.

검사가 끝나고 병실로 돌아가기 위해서는 또다시 환자가 앞장선다. 입소 후 길을 알지 못하는 건 오히려 환자임에도 불구하고, 길을 인도하는 건 늘 환자의 몫이다. 앞장서서 걸어가다가 환자에게 피해를 보는 것을 미연에 방지하기 위함이다. 환자와 적정한 거리, 즉 무슨 일이 생기면 피할 수 있는 정도의 거리를 늘 만들어 두어야 했다. 연필을 뭉뚝하게 해서 주고, 검사실에 들어서서도 문제가 생기면 도망갈 수 있게 문 쪽에 앉고, 비상벨 확인을 하며 검사를 했다. 그런데 이것은 비단 범죄자들을 대상으로 한 곳만의 심리검사 현실이 아니다.

어느 곳에서도 환자들의 위협을 받는 일은 발생한다. 환자를 대하는 임상심리사가 아닌 사람으로서의 위험에 대해 생각하지 않을 수가 없다. 환자를 무서워하고 도망갈 준비를 해야 하는 현실이 안타깝다. 절친한 친구를 만난 것은 아니지만 사람이 사람을 무서워한 채, 경계한 채 만나야 하는 일은 슬프다. 만일의 상황에 서로가 가해자가, 피해자가 되지 않은 선에서 심리검사를 할 수 있도록 환경을 만들어 주기 위한 안전장치가 마련된 곳, 그래서 상대를 편하게 만날 수 있는 곳. 아직은 그 경계의 어딘가에서 서성이고 있나 보다.

환자는 보호사의 철문 여는 소리와 함께 문 안으로 흘러 들어간다.

나는 병동에서 나와 다른 통로가 보이는 곳으로 걸어간다. 미로 같은 여러 통로의 문을 열며 수련생 사무실로 돌아온다.

내 등 뒤로는 유리가 있다. 나는 옆방이 보이지 않지만, 옆방에서는 이곳이 보인다. TV에서 경찰이 취조할 때 나오는 방 같다. 이 세계가 현실이라 믿지만, 사실은 동물원의 우리에 갇혀 생활하고 있는 투명한 세상에 내가 있는 듯하다.

검사를 마치고 사무실에 들어오면, 함께 수련했던 우리는 "검사는 잘했어?"라는 말로 서로를 다독인다. 이어 검사를 끝까지 다 했는지, 무서웠는지 등의 질문과 반응이 오간다. 나는 수련을 받는 동안 어떤 환자도 무서웠던 적이 없었다. 그런데 오히려 지금은 내가 그곳에 있다고 생각하면 무섭다. 심지어 지금의 검사 현장이 두려울 때가 있다. 단순히 세상을 너무 몰라서 그랬다고 보기에는 모자란 설명이다.

검사를 마치고 면담하기 위해 몇 차례 더 환자를 만난다. 이전에 여러 전과가 있거나 정신장애가 있어 일상생활은 오래전에 잃어버린 채 살다가 들어온 사람도 있고, 일상생활을 하다가 한순간에 여기로 온 이도 있었다. 일상을 평범하게 영위했다고 여겼는데, 하루아침에 범죄＋정신 이력이 붙은 곳에 들어오게 됐다며 참혹함을 온몸으로 맞고 있는.

그런 이가 잠시 숙인 고개를 들고 "처음에는 정말 세상이 끝난 줄 알았습니다. 그래도 공부도 좀 하고, 학교도 괜찮은 곳 나왔고, 직장생활도 잘하고 있었는데…… 하루아침에 갑자기 이런 일이 생기고 여기에 들어오게 되면서 정말 암담했습니다. 그런데 그런 생각을 해도 아무 소용이 없다는 것을 이곳에서 열흘 성도 생활하면서 알아가고 있습니다. 그래서 다시 새롭게 살려고 노력하고 있습니다"라고 말하기도 한다.

어떤 노력을 하고 있냐고 물으면, 마음을 평안하게 하려고 노력한단다. 처음에는 세상이 끝난 것 같아서 아무것도 할 수 없어 우울했는데, 시간이 지나고 보니, 이미 사건은 지나간 일이라고도 한다. 죗값을 치르고 있으니 살아야겠다고 생각했다고 한다. 규칙적인 생활을 하며 안정을 찾아가고 있다고도 한다.

그럴 때, 인간인 나로서 '이곳에 무엇 때문에 들어왔는지 알고 있습니까?'라는 말이 목구멍까지 올라온다. 환자가 무섭기보다는 가해자들이 평화로움을 찾아갈수록 본 적도 없는 피해자들의 형체가 떠오르는 것 같을 때가 찾아온다. 물어본다고 해서 소용이 있는 질문이 아니다. 심리사라는 직업을 가진 '나'가 아니라 인간 '나'는 도덕과 윤리의 굴레에서 번민할 수밖에 없다.

사건에 관해 물어보면 모두가 있었던 일을 이야기하지는 않는다. 의도적으로 침묵하기도 하고, 기억이 나지 않아 사건기록을 보고 나서야 알았다는 경우도 있다. 그리고 면담이 지속되면서 꿈처럼 기억이 떠오른다고도 한다. 그러면 가족이 있다면, '왜 그 가족들은 이들이 집에 들어오지 않고 늦은 밤에 무엇을 했는지 궁금해하지 않았을까?' 연인이 있었다면, 남편이었다면 '왜 지켜만 보고 있었을까?' 세상은 당사자가 아닌 이상 쉽게 질문할 수 없는 말들이 더 많다.

사무실로 돌아와 한동안 의자에 기대어 가만히 있는다. 그들의 심리와 삶을 하나의 보고서로 녹여 내기 전에 내 안의 소용돌이를 정리할 시간이 필요하다. 환자의 사건, 어린 시절, 결혼 등이 스쳐 지나간다. 시간을 녹이고 정리하는 시간을 갖고 나서야 키보드에 손을 얹고 보고서를 써 내려갈 수 있다. 보고서는 어쩌면 추운 현실 속에서 관계를 맺고 살아가는 삶을 따라 걷는 그림자일지도 모른다.

심리검사 및 면담을 하고 심리평가보고서를 작성하여 수련감독자에게 수퍼비전을 받는다. 여기서 수퍼비전은 감독한다는 뜻 안에 수련감독자가 수련생 그리고 그들이 서비스를 제공하는 내담자 간에 이루어지는 전문적인 관계를 통튼다. 수련감독자가 전문적이고 독립적인 심리사가 되고자 하는 수련생에게 적절한 실제 기술을 습득할 수 있도록 도움을 주는 활동이다. 여러 차례 수퍼비전을 걸쳐 완료된 보고서는 수간호사에게 제출한다. 이제 보고서는 스스로 존재할 것이다.

이외에도 수련 기간에는 병동 미팅, 집단 치료, 사이코드라마 보조 진행, 인지행동치료 보조 진행, 의국 회의, 논문 사례 회의, 각종 스터디, 외부 인사 초청 강의, 정신건강복지센터 파견 등 많은 일정이 쉴 새 없이 몰아닥친다.

그대 곁에
내가 있다는 것

"병동 미팅 가자"

매주 월요일 오전 10시, 병동 미팅이 시작된다. 수련의, 수련 임상심리사, 수련 사회복지사가 병동 환자를 면담하며 관찰하는 시간이다.

병동 미팅에 참여하기 위해 예정된 시간보다 일찍 교육 병동에 간다. 병동 스테이션에 들어서며 인사를 하지만 누구도 받지 않는다. 처음엔 일방적으로 왜 나만 인사를 해야 하는지 당황스러웠다. 뭔가 낮은 신분으로 강등된 기분이다. 그러나 얼마 지나지 않아 이것이 그들 방식의 나를 향한 환영임을 알게 됐다. 이곳에서는 경계하지 않는 것만으로도 울타리에 함께 있어도 되는 동료라고 반기는 무언의 소리 같다.

무언의 환영 속에서 병동 미팅을 기다리는 동안 환자들의 이동(해당 병동으로 오기도 하고, 다른 병동으로 가기도 하는)이 적혀 있는 판을 훑는다. 그리고 유리창 너머의 운동장이 보인다. 어느새 이곳에 온 지도 반년이 흘렀다. 유리창 너머 운동장에는 아무도 없다. 마치 나 같다. 적응해갈수록 경계하며 만나야 하는 사람들 틈바구니에서 쉽사리 미래를 그리지 못한다. 곧이어, 수련 정신건강 사회복지사, 수련의가 줄지어 들어오고 병실로 물밀듯이 빨려 들어간다.

환자는 각자의 침대 위에 정좌하고 있다. 내가 검사한 환자도 있다. 레지던트마다 자신의 환자에게 상태를 묻고, 듣는다. 수련 정신건강 전문요원들은 레지던트 뒤에 서 있는 역할을 한다. 등 뒤에 서서 들릴락 말락한 환자의 소리를 주워 담아 적으면서 얼굴과 이름을 매치시킨다. 치료 시간에 라포 형성을 비롯한 여러 도움을 준다. 환자를 다 보고 스테이션으로 돌아와 앉은 후, 병동 미팅 담당 전문의를 기다린다.

전문의가 오면, 레지던트는 4년 차, 3년 차, 2년 차, 1년 차 순으로 의논하고자 하는 환자의 정신상태, 과거력, 약물 조절, 범죄력, 가족력 등에 대해 말한다. 레지던트가 자신이 맡은 환자에 대해서 보고를 다하고 나면, 전문의와 심도 있는 논의를 한다. 각 토의가 끝난 후 수련 정신건강전문요원들은 자신이 앉았던 의자를 다시 검사실에 갖다 놓는다.

참여 중 집단 치료도 있다. 수련감독자의 사이코드라마, 인지행동치료에 참여하기도 했고, 레지던트와 함께 미술치료나 작문 요법 같은 것을 참여하기도 했다. 그중 미술치료를 하던 때였나. 삼십여 명 정노의 환자들이 자신의 탁자 앞에 놓인 종이 위에 크레파스로 그림을 그린다. 나는 무심코 창밖을 쳐다본다. 어느새 가을이 가고 있었다.

마음에 색을 입힌 그림은 침묵의 소리 같다. 환자가 말하는 이야기와 그림이 한 눈에 들어오기도 하고, 난해하기도 하다. 경중의 차이는 있지만 내면의 이야기가 합을 이룬다. 단순히 그림을 그리고 마는 것이 아니라, 환자 상태를 알 수 있고 이야기는 치료로 이어진다.

젊었을 적 자신을 그렸다는 J는 약물에 중독되기 이전 모습을 기억하고 있다. 그러나 돌아가기에는 너무 늦었다고 여긴다. 다른 사람들의 꼬드김에 넘어가 약물을 했다며 부정하고 있다. 자신의 선택이었음을 받아들이는 시간이 필요하다. 외부귀인을 한다고 해서 버티고, 내부귀인을 한다고 해서 무너지는 것은 아니다. 오히려 올바로 바라보지 못해 반복되는 일이 있다.

온통 빨간 그림을 들고 있는 Y는 히죽이죽 웃고 있다. 집이 몇 번을 불에 타는 모습을 봐야 이 마음이 수그러들까. Y는 타인에게 안 좋은 말은 한마디도 하지 않는 온순한 성격을 가지고 있다. 그런데 유독 집을 태우는 일을 여러 차례 한다. 그래야 살아 있는 것 같단다. DSM-IV-TR에서는 이를 병적방화(pyromania)라는 진단으로 설명한다. 사건에 미리 계획을 세우고 목적이 있는 방화를 한 번 이상 하는 것으로 불을 지르기 전에 긴장이 되거나 흥분감을 느낀다.[10] 그런데 Y는 볼수록 이 진단을 가지기에는 어딘가 애잔하다. 기분의 기저선을 들여다볼 필요가 있다. 진단이 바뀌고, 치료 방향이 개선되면 엄마와 함께 산 집을 불태우는 일이 잠재워질까.

M은 자신이 가해했던 대상을 망상 안에 가둔 채 오히려 믿고 기다려 주는 이라 여기고 있다. 그녀를 등대의 불빛처럼 여기며 버티고 있다. 실제로 그녀는 떠난 지 오래다. 오늘도 그는 자신이 나가기만 기다리고 있는 아내의 사랑을 이야기한다.

성적 욕구를 제어하지 못한 T는 여성의 굴곡을 그리기에 바쁘고, S는 사람 얼굴을 그리다 말고 치료실을 나가 버린다. 그리고 K가 있다. K는 성범죄 가해자로 투사검사와 같이 답이 불분명한 것에 대해서는 묵비권을 행사하는 청소년이다. 이날도 역시 아무것도 그리지 않았다. 아무거나 그려보라고 권해도 "네"라고 짧게 대답할 뿐 백지다. 아무것도 하지 않은 이 안에는 오히려 더 많은 이야기가 있다.

그들 곁에 내가 있었다. 내가 필요 없었을지도 모른다. 갇혀서 하라는 대로 치료라는 명목 아래 이리저리 끌려다닌다고 생각했을지도 모른다. 그런데도 매번 치료받기 위해 앉아 있던 그들, 병동에 가면 먼저

---

10 DSM-IV-TR. APA. 2000

반갑게 인사하며 간식을 나눠 주려고 하던 이들과 함께였다.

그들로 인해 피해를 본 어떤 이가 이 책을 읽고 있을지도 모른다. 그런 생각이 들면 나도 모르게 죄송스럽다. 그런데도 그들을 치료하기 위해 살았던 날들을 후회하지는 않는다. 죄를 미워하되 사람은 미워하지 말라는 말, 나는 모른다. 그저 누군가는 그런 일을 해야 한다면 그게 나여서 다행이다. 반대편에는 그들로 인해 피해를 본 사람들을 보듬고 있는 임상심리사가 있다. 각자의 길에 선 임상심리사가 그물의 폭을 넓혀가고 있다.

앉으나 서나 임상심리사

-정신건강복지센터의 임상심리사를 응원합니다

수련 중 정신건강복지센터로 일정 기간 파견을 나갔다. 수련을 어디서 받느냐에 따라 파견가는 곳도 달라진다. 병원에서 수련받는 이들은 정신건강복지센터로 일정 기간 파견을 나간다.

정신건강복지센터는 의사를 센터장으로 두고(상주하지 않는다), 정신건강전문요원을 팀원으로 구성하여 지역의 정신건강 증진을 도모하기 위해 만든 곳이다. 정신건강복지센터는 정신건강 상담 및 예방사업, 정신과적 어려움에 대한 조기발견 및 치료연계, 사례관리 서비스 등을 하는 곳이다. 구마다 있고, 군에도 있고, 광역시에는 광역정신건강복지센터가 추가 설치되어 있다.

그곳에서는 정신질환으로 치료받고 있는 사람을 회원이라고 불렀다. 센터에 가니 담당 임상심리사가 회원 심리검사를 맡겼다. 그리고 치료프로그램 빛 외부에 활동을 나가는 것도 함께 했다. 시간이 날 때는 청소를 했다. 잠시도 가만히 앉아 있을 시간이 없었다. 실제로 정신건강복지센터에 근무하게 되면 어떤 업무를 할지 제대로 경험하였다. 안타깝게도 센터에는 병원에 비해 상대적으로 임상심리사가 취직 희망하는 비율이 낮다. 임상심리사가 근무하지 않는 센터도 여럿 있는 걸로 안다.

정신건강복지센터에는 정신건강전문요원이 아닌 비전문요원도 근무를 한다. 전문성을 갖춘 인력이 있는 것과 그렇지 않은 것은 얼핏 보기에도 차이가 크다. 특히 정신질환을 가진 이들에게는 전문성에 따라 양질의 도움을 주는 정도가 다르다.

보건복지부에서는 비전문요원을 채용하는 것에 대해 직원 한 명당 담당하는 정신질환자 수를 조정하기 위해 인력을 확충하는 과정에서 불가피한 일이라고 한다. 정신건강전문요원을 채용하려고 하였으나 쉽지 않았고, 운영을 위해 내린 선택임을 알 수 있다. 지역별로 살펴보면 적게는 20%, 많게는 66%에 이르기도 한다.[11]

정신질환자들의 정신건강을 위해 꼭 필요한 정신건강복지센터의 인력 문제는 어떻게 해결할 수 있을까? 단순히 정신건강전문요원 수를 늘려서는 안 될 일이다. 수를 늘린다고 해서 정신건강복지센터에 취직

---

11 강진구. 2022. 정신건강복지센터, 지방으로 갈수록 비전문요원 많다…대부분 절반 이상. 한국일보.
https://www.hankookilbo.com/News/Read/A2022092211190003371?did=NA

을 희망하는 정신건강전문요원의 수가 늘어날지는 미지수다. 지속될수록 정신건강전문요원이 뽑힐 때까지 비전문요원을 채용하는 눈치싸움을 이어나갈 수만은 없다.

비전문요원도 정신건강전문요원이 되기 위한 수련을 거치지는 않았지만 사회복지사, 임상심리사 등의 역할을 할 수 있는 이들이다. 일을 하면서 기존의 정신건강전문요원에게 배우고 익히려는 자세를 갖추고 역량을 키워 나가야 한다. 아쉬운대로 채용하는 것은 기관도, 일하는 이의 마음도 다치게 한다. 서로가 애정하는 길로 나아갔으면 좋겠다.

수련이든 직업 선택에 있어서든 자신이 원하는 업무와 직업적 환경을 최우선적으로 고려해야 한다. 그리고 그렇게 선택한 것에 스스로 줄을 세우고 헐뜯는 일은 없었으면 좋겠다. 얼마 전, 센터에서 일하고 있는 M으로부터 전화가 왔다. 그는 병원에서 수련받고, 센터를 희망하여 일하고 있는데 만족도가 높다. 임상심리사 안의 구조를 스스로 공고히 하기보다는 직업 역할을 충실히 해내는 열린 자세가 더 좋다.

할머니
임상심리사

차가운 봄에 시작했던 수련 생활이 지나고 어느새 따뜻한 겨울이 왔다. 오리엔테이션을 하는 수련 선배가 됐다. 이전 수련생이 알려 줬던 내용에 수퍼바이저가 지시한 사항과 내가 더 얹어 주고 싶은 지식을 정리해서 새로 올 수련생을 맞이한다. 당시 이십 대 중반이었던 나는 특히 오십 대의 그분에게서 묘한 감정을 느꼈다.

세상에 구애받지 않고 꿈을 펼치는 모습이 존경스러워 보였다. 어떤 일을 앞에 두고 나이 탓으로 돌리는 사람들이 꽤 있다. 너무 어려서 안 된다는 둥, 지금부터라면 이미 늦었다는 둥. 그런 건 상관없는 일이라는 것을 그분을 보면서 배웠다. 하느냐 마느냐 그것이 중요할 뿐이다. 끝나는 날까지 배움이 있다는 인생을 살아가는 자세를 배웠다. 모르는 공간을 알게 되는 순간 느끼는 감동은 인생 내내 자리할 것이다.

그분은 당연히 수련을 잘 마쳤다. 나는 여전히 종종 그분에게 연락을 드린다. 수련을 마치고 임상심리사 세계에서 잘 지내는 것을 보면서 왠지 모르게 뭉클하고 나도 함께 전진하는 느낌을 받았다. '합리적이라든가, 낭비가 없다든가, 완벽하다든가 하는 생각은 그만해야지. 지금처럼 천천히 나도 내 갈 길을 가야지.'

수련받을 때 주변의 시선은 차가웠다. 대학을 졸업하고 직업전선에서 생활하고 있던 같은 과 출신의 친구들은 한심한 눈초리로 나를 바라보았다. 밥 벌어 먹고 살기도 바쁜데 무급 수련이라니. 그럴 만도 하다. 그러나 동기들의 우려와는 반대로 내 수련 시간은 잘 흘러갔다. 수련받고 나니 나에 대한 만족감도 올라갔다. 직업 선택의 폭이 넓어졌고, 내 전공을 사랑하고 아끼며 공부하고 싶은 생각이 불끈 솟아올랐다. 모두 다 좋은 마음이었다.

다른 일을 하다가 마음에 품어둔 길에 뒤늦게 들어오거나 스스로 돈을 벌어 공부하느라 남보다 오랜 시간이 걸린 사람을 좋아한다. 그들은 자신의 삶을 얼마나 많이 생각하고 애정하며 나아가고 있을까. 그 안에서 함께 생활하는 심리사라면 모두 아끼는 마음이 샘솟을 것이다.

물론 수련을 시작할 때의 두려움, 내가 선택한 것이 맞나 싶은 갈팡질팡하는 내면, 수련 생활하는 내내 언제 끝날지 모르는 곳에서 힘든 마음을 움켜쥐어야 했다(왜 그렇게 수련 생활은 힘들까요? 수련이 끝나면 그 당시의 나를 나조차 이해하기 힘듭니다). 그런데도 끝까지 흘러가고 나면 자애로운 임상심리사보서의 내가 있다.

나를 걱정했던 친구들은 심리의 언저리에서 이러지도 저러지도 못한 채 살고 있다. 그런 면에서 수련 후배의 모습이 더 빛이 난다. 이분의 행동이 여유롭고 멋지다. 지금 눈앞에 놓인 이해관계만을 따지다가 정작 해야 할 것이 보이는 데도 손에 쥐기를 머뭇대다가 끝낸다면 그게 자신에게 미안한 일이다.

이렇게 도전하는 사람들과 만나면 나도 모르게 행복의 깊이가 깊어진다. 나이를 먹을수록 시야가 좁아지고, 성장하지 않은 채 있기 마련인데 노력이 참으로 멋지다. 늦은 나이에도 안주하지 않고 도전하는 것은 단순히 자신만의 행복을 넘어 보는 이들에게도 희망을 준다. 그러니 '늦게 하니 힘들다', '괜히 했나' 하는 생각은 하지 않아도 된다. 내가 당신들의 팬이다.

수련에 나이의 귀천은 없다. 학력도 기관의 크기도 심리사가 고려해야 할 근본은 아니라 생각한다. 자신이 이 일을 하기에 적합한지, 자신의 미래와 맞추고 심리의 세계에서 공생하며 살아갈 수 있는지에 대한 근본적인 물음이 중요하다.

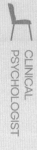

(제4장)

심리평가

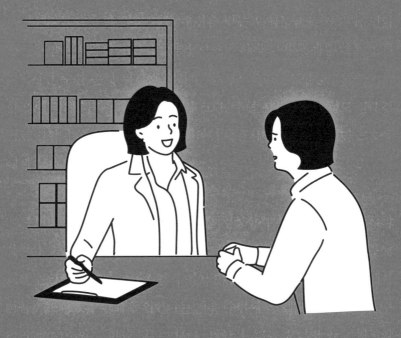

생활

배터리가 필요해
-MBTI는 어디에

심리평가 배터리라는 말을 들어 보았는가? 여기서 배터리는 무슨 의미로 쓰이고 어떻게 구성할까?

배터리라고 함은 환자에게 '이러한 검사를 묶어서 하면 좋겠다' 싶은 것들을 함께 검사한다는 뜻으로 보면 된다. 정답은 없지만, 검사비, 효용성 등을 고려한 도덕 수준의 룰은 있다.

지적장애 환자에게는 지능검사, 사회성숙도 검사, 시각운동 협응검사 등이 배터리로 구성된다. 치매 환자에게는 서울신경심리검사를 비롯한 여러 검사가 있다.

그리고 풀배터리는 환자의 정신 상태를 알아보기 위해 통상적으로 사용하는 심리검사 구성이라고 보면 된다. 여기에는 앞서 설명한 벤 더-게스탈트 검사(BGT), 집-나무-사람 그림검사(HTP), 지능검사, 로르샤흐 검사(Rorschach Test), 다면적 인성 검사(MMPI), 문장완성검사(SCT)와 같은 검사가 포함된다.

MBTI에 마음이 끌려 유형으로 성격을 말하는 경우를 자주 본다. MBTI는 Myers-Briggs Type Indicator의 약자로 융의 심리유형론을 근거로 하여 캐서린 브릭스와 이자벨 브릭스가 만든 자기보고식 성격유형지표이다. 융의 심리유형론은 인간행동이 종잡을 수 없는 것 같아도 사실은 일관된 경향이 있다고 보는 것이다[1]. 선호경향들이 합쳐져서 인간 행동에 어떠한 영향을 미치는가를 파악할 수 있게 만든 검사이다.

MBTI는 학부 때부터 여러 차례 경험한 검사이고, 자격을 취득하기도 했다. 내가 가진 성향에 따라 이야기를 하기에도 쉽고 재미있다. 그런데 임상심리 현장에서 심리사로 일하는 이들에게는 와닿지 않는 검사이다. 실제로 임상심리사가 MBTI로 환자를 평가하는 일은 드물다.

왜 그럴까? '무엇을 어떤 것의 범주로 구분지어 설명할 것이냐', 아니면 '연속선상에서 볼 것이냐'부터 시작해서 내 속에 내가 너무나 많듯이 나를 어떤 하나로 설명할 수는 없다는 결론에 이른다. 내 안에는 내향도 있고, 외향도 있다. 내 안에는 직관도 있고, 감각도 있다. 그리고 오늘의 내가 내일의 나일까? 사람의 성격을 구분지어 보는 건 언뜻 보면 명료해 보이지만 실상은 불가능에 가깝다.

---

1 한국 MBTI 연구소 홈페이지.

이를 통해 심리평가 특성 중 하나를 알게 된다. 심리평가는 단순하고 명쾌하게 문제와 원인을 파악하기 위함보다는 어지럽게 놓여 있는 이들의 여러 마음을 있는 그대로 들여다보는 일임을. 하여 MBTI는 그것만의 장점을 가지고 사람의 성격을 논하고, 임상심리검사에서는 또 다른 검사들이 기다리고 있다.

개인적으로는 무엇이 일어난 이유에 대해 파고파고 또 파는 일을 하다 보니, 이분법적으로 바라보는 것이 오히려 부담이 된다. 간단하고 명료한 결과를 부담으로 안는 것이 내 직업이다. 답이 없는 세상에서 답을 찾는 교육을 장기간 해 대학에 왔다. 대학을 마치고 다시 답이 없는 것이 사람이라는 걸 알아가는 직업을 가지고 오랜 시간 살아가고 있다. 하여 명료하고 뚜렷한 일들이 나를 휘저어 놓는다.

그러면 심리검사에는 어떤 검사들을 사용할까? 풀배터리를 기준으로 살펴보자. 베터리를 구성하는데 일률적인 규칙이 있진 않지만 BGT, HTP, 지능검사, Rorschach, MMPI, SCT 등의 검사를 순서대로 진행한다. 편하게 그릴 수 있는 도형 그림을 시작으로 집 그림, 나무 그림, 사람 그림을 그리게 한다. 이후 약 열 개 정도의 소검사로 이루어져 있는 객관적 검사인 지능검사를 실시한다.

객관적 검사는 답이 있는 검사라고 생각하면 쉽다. HTP와 같은 그림 검사는 투사적 검사, 즉 답이 없는 검사다. 배터리 안에는 이렇게 객관적 검사와 투사적 검사를 섞어서 버무려 놓았다. 이들은 답을 알 수 없어서 방어성이 낮아질 수 있다거나 객관적인 지표로 확인할 수 있다거나 하는 각기의 장점이 있어서 고루 섞어 사용한다.

배터리로 한 환자에게 여러 검사를 하다 보면 짧은 시간에 검사가 끝나기는 어렵다. 면담도 필수인지라 소요되는 시간을 가늠하기는 더 어렵다. 어떤 환자는 빠릿빠릿하게 검사자의 의도에 맞춰서 반응하기도 하고(그러지 않아도 되는데), 어떤 환자는 증상이 너무 심해 수행에 어려움이 있어 오랜 시간이 소요되기도 한다. 평균적으로 검사가 얼마나 걸리냐고 묻는 환자나 보호자에게 통상적인 시간을 이야기하기 힘든 이유이다. 그럼에도 불구하고 시간을 답으로 들을 때까지 물어 온다. 평균을 잡기가 어렵지만, 대략 세 시간 내외 정도라고 답한다.

다음 일정을 고려해야 하기에 검사 소요 시간을 물어보는 환자나 보호자의 마음은 이해하지만, 검사가 더 오래 걸린다고 초조한 티를 내며 서성이지는 말았으면 좋겠다. 혹은 비용이 비싸다고 여긴 와중에 검사가 일찍 끝났다는 생각이 들면 불만을 표출하는 경우도 있다. 검사 소요 시간이 중요한 게 아니라 환자가 검사하는 동안 얼마나 힘들었는지, 마음의 이야기를 잘하고 나왔는지가 중요하다.

검사 및 면담을 끝낸 환자가 검사실을 나가고 나면, 정리 및 채점을 한다. 채점에는 여러 방식이 있다. 어떤 검사는 컴퓨터에 응답 문항을 쳐서 채점하는 것도 있고 요소를 가지고 환자가 한 반응을 기준에 따라 채점하는 경우도 있다. 그렇게 다 채점하고 나면 보고서 쓰기에 들어갈 수 있다.

채점한 것은 딱 그만큼의 검사 자료이다. 원자료만 있어도 된다면 애초에 보고서 쓰기는 필요가 없다. 채점한 원자료를 스캔해서 파일로 올리면 그만이니까. 그런데 심리검사는 채점한 자료를 토대로 보고서를 쓰는 것이 매우 중요하다. 보이지 않고 가려져 있으나 그들의 진심을 드러내는 보고서를 쓴다.

언제 끝날지 알 수 없는 길을 매일 걷는다. 효용성이 떨어지는 직군이다. 애초에 수익을 창출하기 위한 직군과는 거리가 멀고, 익숙해진다고 해도 쉽게 갈 수 없는 길이다.

검사비 측면에서 보면, 심리검사 항목은 급여와 비급여로 분류된다. 필요한 만큼의 검사만 배터리에 넣어서는 사실, 내 월급만큼 벌 수 있을지 미지수다. 평균 1시간 반 이상을 실시하는 지능검사가 비용면에서만 보면, 보고서는 차지하고 검사만 근무 시간 내내 한다고 해도 수익을 창출하기는 어렵다. 물론 정부의 비급여를 급여로 바꾸려는 노력에는 나도 좋은 마음을 가지고 있다. 환자들이 심리검사를 하는 데 드는 비용 부담을 줄이는 동시에 심리사들의 직업 환경 및 처우 개선도 고려해 주면 더없이 좋겠다.

효용성이 떨어지는 일을 업으로 삼아 살아가는 데는 단순히 돈을 번다는 생각만으로는 어렵다. 나에게 온 이들의 마음이 조금이라도 어루만져지기를 품고 있는 내가 있어야 가능하다. 한번에 큰돈을 벌 수 있는 직업군은 아니지만, 사람이 인생을 살아가는 데 큰 힘이 되는 필요한 영역이라고 생각한다. 그런 심리사의 삶도 어루만지면서 정책이 움직일 수 있기를 바란다.

어느새 어둑어둑해진다. 아홉 시 출근에 여섯 시 퇴근이라는 숫자는 숫자에 불과하다. 퇴근하면서도 끝나지 않은 일을 쉬이 털어내지 못한다. 심리사가 되어, 매일 열심히 환자들을 만난 결과이다. 그런 나를 아낀다.

해야 할 것들을 하지 않는 사람은 항상 마음이 불편하게 마련이다. 불편한 마음을 매일 가지고 가야 하는 직업이지만 싫지 않다. 좀 더 살벌하지 않고, 좀 더 사악하지 않게 살아가기 위해 아는 것보다 모르는 것이 많은, 때로는 바보 같기도 한 순수한 임상심리사를 사랑한다.

대학병원에 진료를 보려면 진료의뢰서를 들고 진입해야 한다. 기본 진료비도 상대적으로 비싸다. 심리검사를 받으러 오면, 우선 진료를 보고 심리검사 예약을 한 뒤, 예약된 검사 날에 심리검사료를 지불한다. 그리고 어떤 검사를 하는지 잘 모른 채 검사에 임하는 경우가 많다. 모르니 '비싸다'라는 생각이 들 만도 하다.

돈을 더 받으려고 실랑이하기보다는 배터리 구성에 대한 고민과 환자의 편의에 중점을 두어 생각하면 문제 없이 흘러간다. 배터리 안에 무엇을 넣을지에 대한 규정이 있는 것이 아니다. 환자에게 필요하다고 싶은 검사를 묶어서 하는 것이기에 검사 개수가 많을 수도, 적을 수도 있다.

만약에 이 글을 읽고 진료실에 들어간다면, 증상에 맞는 심리검사가 어떤 것이며 배터리 오더가 아닌 개별항목으로 의뢰해 달라고 하라. 내가 받는 심리검사가 왜 필요한지에 대한 설명을 요구하라. 그러면 필요한 검사가 무엇인지 알 수 있다. 그렇지 않고, "의사 선생님이 다 알아서 해 주세요" 하면 모르기에 불안하고 불만 역시 커진다. 자신에게 꼭 필요한 검사인지 물어보는 절차이므로 당당하게 권리를 지키기를 바란다.

환자를 치료하기 위한 심리검사가 돈벌이 수단으로 전락하는 곳이 아니어야 한다는 생각은 이상향에 불과할까. 경계에 내가 있다. 햇살도 바람도 구름도 없는 하얀 방에서 닫힌 철문을 보며 마음의 문을 데우고 무엇이 그릇이고 또 무엇이 그 안에 담길 양식이 되어야 하는지에 대한 기본을 놓지 않으려고 한다.

나는 스스로 환자의 삶에 대한 편들기를 자처한다. 사람은 사람이라는 것 자체로 모두 귀한 생명이고 존대받아야 한다. 정성을 다해 검사하고 최선의 평가를 하기 위해 애쓴다. 얼굴을 맞대고 검사 도구를 주고받고 하는 사이, 서로의 마음이 포개지는 시간이 있으리라 믿는다. 그러기 위해 내가 할 일은 열린 귀로, 눈으로 그들의 이야기를 받아 낼 수 있는 마음의 토양을 쌓는 일이다.

안녕!
심리검사

심리검사를 하기 위한 기본자세를 형성하는 데에는 체력과 수용하려는 태도가 많은 지분을 차지한다. 대학 과정에서는 지식 습득을 위한 노력 외에 열린 마음이 필요하다. 수련 시에도 교육과정을 겸허히 받아들이려는 태도와 건강한 신체를 가지고 있어야 한다.

갈수록 디지털화되는 상황에서도 꿋꿋하게 사람과 사람이 만나 그에 어울리는 도구를 가지고 검사를 한다. 이러한 면에 대해 안 좋게 보는 사람들이 있다. 왜 프로그램으로 만들어 실험하지 않고 일일이 사람이 비효율적으로 검사를 수행하냐는 거다. 사람과 사람이 맞대고 앉아서 검사해야 하는 이유에 대해 수없이 설명해 보지만, 그들의 입장에서는 물음표만 둥둥 떠다니는 연장선일 뿐이다.

임상심리 영역에서는 그것 자체가 하나의 라포이고 필수적인 절차라고 생각한다. 애초에 실험과 결과 값, 통제 변인 등의 딱 맞아떨어지는 수치로만 이야기할 수 없는 게 심리 아니었나?

물론 자기보고식 검사와 같이 환자 스스로 하는 검사도 있다. 이것을 종이가 아닌 기기에 직접 입력하는 방식을 사용하려는 추세도 늘어나고 있다. 그런데도 사람과 사람이 얼굴을 보면서 하는 검사의 가치는 분명히 있다. 온라인으로 물건을 구매하는 것이 늘고, 실물화폐보다는 카드로 계산하거나 아예 핸드폰에 카드를 탑재하여 단말기에 핸드폰을 가져다 대는 편리함을 추구하는 사회 속에 있다. 그런데도 오프라인으로 직접 보고 구매하거나 현금으로 계산하는 사람들이 아직 있는 것처럼 무엇이 선진이고 무엇이 도태라고 생각하지는 않는다. 그것 나름의 방식이라고 본다.

다만, 환자들이 오랜 시간 앉아서 수행해야 하는 검사를 좀 더 편하게 만들어 주고 싶은 마음은 있다. 환자들이 검사받기 위해 내원했을 때, 여러 차례 나누어 실시하기보다는 한 번에 많은 검사량을 맞닥뜨리게 되는데, 이러한 부분도 보완될 겸 디지털화에 동참하는 것이라면 긍정적이다.

환자와 직접 하는 검사 중 몇 가지를 이야기해 보려고 한다. 첫 번째는 '로르샤흐(Rorschach)'라는 검사이다. 헤르만 로르샤흐라는 정신과 의사가 만든 검사 도구인데, 예술적인 데칼코마니 형태의 그림 열 장으로 이루어져 있다. 검사 방법도 간단하다. 하늘의 구름을 보고 누군가는 나비처럼 보기도 하고, 누군가는 벌처럼 보기도 하듯이 뚜렷하지 않은 카드의 그림을 보고 무엇처럼 보이는지 반응하면 된다.

이 간단한 검사 도구는 로르샤흐를 사랑한 후속 연구자들에 의해 채점 방식이 나날이 발전하고 있다. 투사적 검사이지만 객관적인 채점이 가능하도록 연구되고 있다. 답이 없는 것을 답이 있는 방식으로 재탐색하려면 변수가 많을 수밖에 없어서 채점방식이 어렵다. 환자가 많이 반응할수록 채점할 양도 많아진다. 반대로 평균 반응 개수를 채우지 못하면 신뢰도가 떨어지는 경향이 있어, 일정량의 반응을 하도록 한다.

모든 검사에 열렬히 사랑하지도 매몰되지도 않는 온도를 가지고 있지만, 로르샤흐가 사람의 사고와 감정을 휘젓는 그림임에는 동의한다. 지난한 채점 시간보다 검사가 가지는 가치를 우위에 둔다.

다음으로 이야기해볼 것이 MMPI(Minnesota Multiphasic Personality Inventory-다면적 인성 검사)다. 1943년 미국 미네소타 대학의 Starke Hathaway와 Jovian McKinley에 의해 만들어진, 현재 세계적으로 가장 널리 사용되고 있는 자기보고식 검사이다[2]. 자기보고식 검사지라는 것은 일종의 내 생각의 답을 적는 객관식 문제지라고 보면 된다. 물어보는 문항에 대해 '그렇다/아니다' 중에서 하나를 선택하면 된다. 하다가 틀리면 검사자가 알아볼 수 있게 지우고 다시 하면 된다.

오백 문항이 넘는 문항을 환자가 체크하는 것도 고역인데, 그것을

---

2 John R. Graham 저. 이훈진 역. 〈MMPI-2 성격 및 정신병리 평가〉. 시그마프레스. 2007.

일일이 확인하고 채점기에 쳐서 넣어야 하는 임상심리사도 힘들기는 마찬가지다. 타당도 검증을 위해 문항 수가 증가한 것이 한몫한다.

해석할 때는 우선 타당도 척도부터 살핀다. 타당도에 문제가 없으면 임상 척도와 재구성 임상 척도를 보고 해석하면 된다. 로르샤흐도 그렇고, MMPI도 반응에 따른 결과 해석지를 함께 내놓으려는 출판사의 시도가 있는데, 나는 아직은 활용하고 있지 않다. 원리를 알아야 본질을 이해할 수 있다고 보아서 더 그러하다. 그러나 해석 결과를 보면서 채점하는 시간을 줄이고 치료에 방향성을 잡는데 더 할애하는 것도 나쁘지 않다고 본다.

세 번째는 지능검사다. 웩슬러 지능검사는 연령에 따라서는 유아용, 아동 및 청소년용, 성인용으로 나뉜다. 지능검사에 웩슬러 검사만 있는 것은 아니다. 카우프만 검사도 있고, PTI(Pictorial Test of Intellegence; 그림 지능 검사)라고 해서 말로 반응하지 않아도 되는 검사도 있다. 여기에서는 웩슬러 지능 검사를 주로 이야기하고자 한다(다른 챕터에서 이야기한 설명은 넣지 않았어요).

초·중·고등학교에서 받은 지필식 IQ 검사와는 실시하는 내용도 기준도 상이하다. 우선 점수를 보면, 90~109 범위가 평균이다. 즉, 100이 나오면 100명 중에서 50등 정도의 평균 지능을 가지고 있다고 본다. 그런데 100이면 100이지 왜 90~109로 이야기하냐면 오차범위를 고려한 점수다. 신뢰도와 타당도를 검증한 검사 도구이지만 환자의 컨디션과 검사자에 따라 발생하는 차이를 감안한 범위이다. 그런데도 100이

나올 사람이 50이 나올 리는 없다는 뜻이기도 한다.

웩슬러 지능 검사 기준으로 110~119는 평균 상, 120~129는 우수, 130 이상은 최우수 수준이다. 80~89는 평균 하, 70~79는 경계선이라고 명시한다(정신장애 진단 및 통계 편람에서는 71~84 범위를 경계선이라고 합니다).

지능 점수만 보는 게 아니라 소검사 점수의 분포, 불균형과 같은 안을 들여다봐야 한다. 지능점수 100이 나온 환자의 안에는 '아! 공부는 열심히 하는데 고지식하고 융통성이 부족해서 창의적인 일에는 시도하지 않으려고 하는구나. 잘한다는 확신이 들지 않으면 시도조차 하지 않을 수도 있겠어. 유연성을 길러주고, 실패해도 괜찮다는 것을 알려줘야 겠구나. 그리고 왜 그런 태도를 가졌는지를 다른 검사들을 종합해서 살펴볼 필요가 있겠어'와 같은 이야기가 있다.

심리검사를 받으려면, 우선 진료를 봐야 한다. 병원에서 환자가 원한다고 심리검사를 바로 진행할 수 없다. 의사 진료를 보고 심리검사를 의뢰해야 가능하다. 환자들이 임상심리사에게 직접 의뢰하는 방식이 아니다. 임상심리사가 심리평가보고서를 쓰지만, 결과에 대한 설명은 대부분 의사가 한다. 심리검사에 대한 트레이닝을 받지 않은 이들이 보고서를 보고 설명한다.

반면 인지행동치료는 심리사가 주체적으로 할 수 없게 됐다. 심리치료는 심리사의 영역이라고 생각했던 내게 큰 충격을 안겨 주었다. 심리치료를 하기 위해 양성된 전문가의 역할이 없어지는 것 같아 안타까웠다. 심리사는 심리사대로 자신의 영역에서 자유와 책임을 가지고 활동할 수 있었으면 좋겠다.

타인에게 직업을 이야기할 때 '심리사'라고 한다. 임상이라는 말이 앞에 붙으면 열에 아홉은 임상병리사로 알아 듣는다. 열에 한 명이 임상심리사라고 알아들었더라도 그게 뭐냐는 물음이 따라온다. 나는 그런 직업을 가지고 있다. 딸아이에게는 마음이 아픈 사람을 치료하는 심리사라 하고, 내 나이 또래에게는 병원에서 정신과적인 문제가 있을 때 심리검사나 진단하는 일을 한다고 설명한다. 나보다 나이가 많은 사람들에게는 심리학과 나와서 병원에서 일한다고 이야기한다.

그렇다면 나 자신에게는 뭐라고 할까? 심리학자라고 한다. 심리학의 길 위에서 이십여 년을 걸으며, 많은 일들이 있었다. 처음부터 나도 이런 생각을 가진 것은 아니었다. 어느 날 J 교수가 내가 학자인 이유에 대해 과제를 해 오라고 했다. 그래서 나는 학자가 아니라고 써서 냈다. 그러자 교수가 나를 불러 불같이 화를 내면서 그렇게 살라고 소리쳤다. 황당하여 갑자기 기가 통하지 않았다. 내가 학자가 아니라고 생각하는 게 그렇게 화낼 일인가. 교수의 인품에 화가 났고, 오랜 시간 학자여야 되는 이유를 몰라 어지러웠다.

이제는 안다. 나는 심리검사 기계가 아니다. 평생 심리검사만 한다고 해도 내 마음속에는 학자의 마음이 있어야 한다. 무언가를 탐구하고 연구하는 마음이 있어야 한다. 그리고 조금이라도 그렇게 살아야 한다. 스스로 한계를 지으면 의지는 사라지고 세계도 사라진다. 본질을 바라보려는 노력은 지식적 경험을 넘어 삶의 질문에 대한 답을 찾는데도 도움을 준다. 이것이 내가 심리학자인 이유이고 인품이다.

각각의 이름을 가진 검사를 통틀어 심리검사라고 하는 데는 이유가 있다. 사람의 마음에 대해 왜 그런지 생각하고 보듬으라는 의미다. 수치로만 보지 말고 너머에 있는 마음을 헤아리라는 것이다. 그러기 위해서는 임상심리사로서 따뜻한 마음이 우선해야 한다. 잘나고 똑똑한 사람들은 이미 충분히 차고 넘친다. 그러나 그들 모두가 임상심리사라고 생각하지는 않는다. 나 스스로 되묻는다. 오늘도 나는 누군가를 아끼는 임상심리사였냐고.

실시요강
-내 마음의 심리평가 보고서

심리실에 들어온 사람과 앉아 심리검사를 한다. 검사를 하기 위해서는 내용 숙지가 필수다. 검사자 간 신뢰도를 높이기 위해서는 심리검사를 어떻게 실시해야 하는지 알려 주는 강령이 필요하다. 심리검사를 실시하기 위해 책 한 권 분량 정도의 실시 요강을 보고 검사 방법을 익히고 나서 시범 검사를 여러 차례 한 뒤에야 비로소 환자와 만날 수 있다.

검사 숙지는 꼼꼼히 해야 한다. 검사를 하면서 배우겠다는 생각으로 환자와 만나면 서로가 힘들다. 마음을 다해 준비한 임상심리사가 환자를 만나야 하고, 그러기 위해서는 검사에 대한 정확하고 깊이 있는 이해가 우선되어야 한다.

숙지와 숙달은 다르다. 오랜 시간 심리검사라는 시간을 지속하다 보면, 실시 요강만 달달 외워서는 제대로 된 심리검사를 하기엔 뭔가 부족하다는 걸 알게 된다. 검사자가 검사 도구를 의미 있게 다루려는 노력이 따라야 한다. 그런 임상심리사를 만나야 환자가 마음 편히 검사에 응할 수 있다. 단순히 기술을 넘어선 무언가가 환자들의 마음으로 들어갈 수 있을 때까지. 기본적으로 검사에 대해 심도 있는 숙지를 하고, 환자들을 만나다 보면 숙달된 나를 만날 수 있다. 기본적인 숙지를 하고 만나야 숙달도 뒤따른다.

환자와 라포를 형성하는 것이 검사의 질을 좌우하는 중요한 열쇠 중 하나인데, 배움과 경험을 통해 편안한 분위기의 검사 환경을 만들려고 노력한다. 그러기 위해 정해진 기간의 수련 및 경력이 필요하다고 못 박기는 그렇다. 어떤 이는 짧은 시간에 환자들과 익숙한 환경을 만들기도 하고, 어떤 이는 오랜 시간이 지나도 좀체 나아지지 않기도 한다. 그렇다고 으스댈 필요도, 좌절할 필요도 없다.

만약 환자와 있는 시간이 두렵다면 조용한 공간에서 나를 바라보는 시간을 가지자. 한 명의 환자를 만나기까지 머릿속으로 시뮬레이션을 무수히 돌리고 최대한 긴장을 내려놓고 편안한 마음을 가지고 임하려고 노력한다. 검사 도구를 주다가 손이 떨려서 놓치는 상황보다 더 창피한 것은 그 뒤에 어찌할 바를 모르는 심리사의 눈빛이다. 도움을 요청하러 온 환자에게 오히려 임상심리사가 도움을 요청하면서 쩔쩔매는 걸 웃어 넘길 수 있을까? 중요하게 다루어야 하는 시간이다.

한 가지 검사만 숙지하고 있는 임상심리사는 없다. 많은 검사도구의 실시방법을 알고 있어야 하고, 새로운 부분이 생길때마다 익혀 두어야 한다. 바뀌는 검사 도구에 적응하는 게 불편한 심리사는 이전 버전의 장점을 들어 계속 고수하기도 하지만, 이왕 바꿀 거 조금이라도 빠르게 적응하는 걸 선호한다.

누군들 실컷 적응해서 익숙해진 검사 도구를 버리고 싶겠는가. 나도 할 수만 있다면 고수하고 싶다. 그럴 때일수록 다독인다. 이 길을 걸어가고 있다면, 적응하며 가자고 말이다. 알고 나서 비판하는 것과 하지 않고 고집하는 건 다르다. 알고 난 뒤에 쓸지 말지를 고려하는게 더 현명하다.

실시 면에서 새롭게 익힐 필요가 없는 대표적인 검사로 앞서 나온 적이 있는 로르샤흐 검사가 있다. 백 년의 세월이 넘도록 검사 실시 방법이 같다. 인터넷에 검색하면 검사 카드도 찾아볼 수 있다. 그런데 이 바뀌지 않는 검사 도구가 심리사에게는 어려운 검사 중 하나다. 검사 도구가 바뀌진 않지만, 해석 방식이 계속 발전하고 있다. 책 한 권 보아서는 채점하는 방식에 편차가 있고 어렵다. 채점할 때마다 항상 책을 끼고 해야 하고, 해석할 때도 책이 필요하다.

가르침을 받을 때 모든 것을 외워서 하는 방식을 선호하는 수련감독자가 있었다. 달달 외워 본다. 단기간에 능숙해질 수 있는 장점이 있지만, 그것이 내 것이라는 착각에 빠지기도 쉽다. 그것이 전부인냥 생각하기도 한다. 아는 이야기도 다시 보면서, 단호하지 않은 태도로 배경까지 보려는 마음도 필요한데 말이다. 그 시간을 통해 더 많은 품이 들지만, 생각지 못한 것을 배우기도 한다. 그런 면에서 검사를 숙지하고 능숙해질 필요가 있지만, 자만할 필요는 없다. 아는 것도 다시 보면서 확장하려는 노력이 함께여야 한다.

특히 나처럼 특정 심리검사에 어느 정도 불편한 시각을 가지고 있는 이라면, 억지로 노력하기보다는 이해하려는 포용력을 가지고 오래 바라보는 시각을 가지는 게 좋다. 그러면서 관련 연구를 살펴보거나 해석의 다른 방면을 살펴보기도 하는 등의 바라보는 방식의 힘을 키우는 시간이 좋다.

심리평가 보고서를 쓸 때는 과한 부분을 가려내는 일이 중요하다. 수치가 정확하고 간결하면서 말하려는 의도에 관해 이야기할 수 있어야 한다. 풀배터리 심리검사 보고서의 분량은 정해져 있지 않다. 어떤 보고서는 수치만 들어가 있기도 하고, 어떤 보고서는 무엇을 말하고자 하는지 알 수 없게 주저리주저리 온갖 용어를 다 가져다 놓은 경우도 있다.

보고서는 간단하되 하고자 하는 말을 하면서 어떤 치료 방향을 잡을지 알 수 있는 보고서가 좋은 보고서다. 보고서에 수치만 있다면 산출 값 안에서 환자를 읽으면 된다. 그런데 양으로 대결하는 보고서 앞에서는 잠시 아찔해진다. 장황할수록 볼품없어지는 건 심리평가 보고서도 마찬가지다. 뭐든지 적당한 게 좋은데, 그게 참 어렵다. 깨물어 안 아픈 손가락 없듯이 거저 쓰는 보고서도 없기에 배척하는 마음보다는 서로의 보고서를 최대한 이해하려고 한다.

심리평가보고서를 마주한 이들은 이해하기 난해하다고 느끼는 경우가 있다. 특히 '~할 수 있다', '~일 가능성이 있다', '~로 보인다'와 같은 식의 끝맺음에서 불편함을 느낀다. 그럴 수도 있고 아닐 수도 있다는 가능성을 가진 보고서. 왜 그럴까?

우선 내 속엔 내가 너무도 많듯이 그러한 면이 있기도 하지만 아닐 수도 있다. 검사상에서는 이러한 면이 보였지만, 그러한 면을 보이지 않을 때도 있을 것이다. 조심스럽게 특성을 이야기하고자 하는 마음이라고 보면 된다. 검사를 통해 표현될 수 있는 이상하고 알 수 없고 외로운 수많은 것들이 조심스레 고개를 들고 있다. 환자에게 실수가 없도록 마음을 쓴 거라 생각해 주면 좋겠다.

심리평가 보고서는 보통 환자의 인적 사항, 의뢰 사유, 행동 관찰, 검사 결과, 종합, 진단적 제언, 치료적 제언, 검사자 사인으로 되어 있다. 이것을 풀어가는 방식은 누군가는 검사별로 해석하고 누군가는 단답형으로 하고 누군가는 종합형식으로 쓰는 등의 차이가 있겠지만 본질은 같다. 바로 치료로 가기 위해 진단하고 제언하기 위함이다.

《게으름에 대한 찬양》[3]에는 "심리분석가들이 자신들의 진료 경험만으로 우리 모두를 미쳤다고 결론짓는 것과 마찬가지로"라는 대목이 나온다. 모든 사람들이 문제가 있다고 진단 범주에 가두는 것에 나도 심

---

3   Bertrand Arthur William Russell 저. 송은경 역. 사회평론. 2005.

심한 아쉬움을 표한다. 그러나 바꿔 생각하면 결론을 짓고 바느질하는 게 아니라 치료하기 위해 고려해야 하는 사항이라고 보면 어떨까? 심리사는 진단하기 위해 있는 사람이라기보다는, 치료를 목적에 두고 있기에 누구도 진단에 맹신하지 않는다는 걸 알았으면 좋겠다. 임상심리사는 사람을 도구로 보지 않는다.

그리고 누가 읽어도 이해할 수 있는 글이 좋은 글이라고 하지만, 초등학생도 이해할 수 있게 풀어서 설명하는 데는 한계가 있다. 일반적으로 보고서에 들어가는 단어들은 정해져 있다. 그 단어를 풀어서 이해할 수 있게 설명하는 보고서는 거의 없다. 할 수 있는 방법은 환자들이 직접 표현한 것을 적는 방식이다. 그러한 면이 보고서에서는 이렇게 읽힐 수 있음을 짐작하게 한다. 어디에서 특성을 유추했는지에 대해 달아 주는 작업은 필요하다.

이렇게 빽빽하고 복잡한 날들이 이어지다 보면 정작 내 마음은 거칠어지게 마련이다. 날마다 환자에게 정성을 쏟는 것에 비례해 지쳐간다. 완벽을 기하면서 준비하지 않으면 어디에서 나타날지 모르는 변수를 대처하기 어렵다. 그래서 심리사에게 여유 있는 생활? 그런 건 없다. 직장에서 나는 그야말로 강박 환자 같다. 보고서에서 오타 하나에 대한 지나친 경계와 같은 형식적인 강박과 환자의 마음을 깁는다는 감정의 강박을 동반한다.

심리평가 보고서에는 비평과 부정적인 단어들이 자주 등장한다. 따뜻함과는 거리가 멀어 보인다. 그러나 임상심리사의 마음에는 당신이 다른 마음을 기울이면 충분히 세상이 아름다워질 거란 기대와 믿음이 있다. 예를 들어 심리평가 보고서에 쓴 "부정 정서나 심리적 문제를 강하게 부인하며 표면적으로 자신을 정상적이고 도덕적인 사람으로 주장하고 있다"의 마음 속 보고서는 이렇다.

지금 많이 힘들군요. 그 힘든 마음이 심리검사에서 나타나고 있습니다. 무엇이 당신을 다른 사람들과 함께 어울리지 않고 혼자서 싸우게 했을까요? 그리고 당신을 살아가게 하는 원동력은 무엇일까요? 당신이 옳다고 생각하며 힘들게 사는 것을 보니 제 마음이 아려 옵니다.

당신은 자신을 세상에서 가장 도덕적이고 마음이 여린 사람이라고 생각하고 있습니다. 그렇습니다. 저도 그렇게 생각합니다. 그러니 그런 당신을 알아주지 않는다고 싸우는 대신, 오늘만은 지친 마음을 조용히 내려놓아 보세요. 누구에게도 보이고 싶지 않다면, 자신만의 공간을 찾아보세요. 그리고 자신을 안아 주세요. 고생했다고, 사랑한다고 말입니다.

당신에게 평온을 주세요. 그러면 다른 사람의 횡포에도 조금은 덜 괴로울지도 모릅니다. 다른 사람들이 하는 행동이 이해가 가지 않아 날을 세웠다면, 물어보세요. 왜 그렇게 행동하는지. 우선 이해를 하는 것부터 시작해 보세요. 그래도 이해가 가지 않을 때 부당한 처사에 반응해도 늦지 않습니다.

마음을 생각하지 않고, 덜 만난 채로 앞으로 나아가려고 해서 당신의
마음이 놀란 상태일 수 있어요. 당신과 가장 친한 친구가 되어 주세요.

실상은 알아들을 수 없는 글의 갈피와 행간에 임상심리사의 섬세하
면서도 날카로운 울림이 있다. 당신 생의 의지를 고양시키고자 등불을
밝히며 써 내려간 마음이 있다. 끊어진 마음 사이사이에 꽃을 달아 주
고 싶었다. 그 마음을 매일 조금씩 깁고 있다. 표면의 이미지와 이면의
이야기를 끊임없이 떠올리게 하는 일종의 연습이다. 보이지 않는 것들
이 쌓여서 천천히 그려지는 것들이 있다는 것에 대해 자주 생각한다.

자신의 마음을 여행하는
히치하이커를 위한 안내서
-여행의 이열과 이유

　나를 지키는 길은 내부의 작은 소리에도 귀를 기울이는 일이다. 마음을 이해하는 방법에는 심리검사 및 면담을 하여 평가보고서를 쓰는 것 외에도 연구를 통해 살펴보는 방식도 있다. 심리 평가하는 다른 각도의 이야기를 하고 싶어 꺼내는 말이지만, 내 마음을 알아가는 데 많은 도움이 된다. 학위를 받기 위해 논문을 쓴다고 판단하기보다 마음을 연구하여 내 인생의 중요한 일들을 엮어 나갈 수 있다고 여기면 좋겠다.

　아름답고 빛나는 세상은 내 것이 아니라 단정 지은 날들이 있었다. 무섭게 떨어지는 비를 피할 생각도 하지 않고 맞고 있었다. 지속된 외상 경험은 배경처럼 그 자리에 있고, 벗어날 수 있으리라 생각조차 하지 않는다. 오래전, 밑바닥으로 추락해 다시는 올라올 수 없다고. 그런 마음을 지키기 위해 몸은 항상 긴장되어 삭는다. 모르쇠로 일관하는 나를 지키기 위한 몸부림은 숨이 멎을 지경에 이른다.

자극의 크기에 맞지 않는 반응을 하는 이들이 있다. 지나가는 개미 한 마리를 커다란 호랑이라 여기고 숨이 넘어갈 듯 경계 태세를 하거나 도망가거나 기절해 버리는 등의 격한 반응을 보이는 이들이다[4]. 남들이 보면 별일 아니라는 걸 안다. 그러나 그들에게는 무엇을 해야 할지 모른 채 두려운 상태에서 공격하는 호랑이를 보고 있는 형국이다. 왜 그런지 알 수 없으니, 이해하지 못하고 발작이 일어난다. 당황스럽고 당장 이 몹쓸 것을 제거하고 싶다.

공황은 불안장애 진단 범주 안에 속한다[5]. 공황발작은 심장박동이 증가하고 숨이 가빠지며 어지러운 등의 신체감각을 중심으로 강한 불안이 엄습하는 현상이다. 공황 발작을 반복해서 겪되, 이에 대한 예기 불안이 있고, 발작의 의미를 죽음이나 통제 상실의 신호로 새기며, 이에 반응하여 행동 패턴이 회피적인 방향으로 유의하게 바뀔 때 공황 장애로 진단된다[6]. 복잡하게 들리겠지만 결론은 마음의 병이 신체로 나타

4   Peter A. Levine 저. 박수정 등 역. 〈무언의 목소리〉. 박영스토리. 2021.
5   American Psychiatric Association 저. 권준수 역. 〈DSM-5 정신질환의 진단 및 통계 편람〉. 학지사. 2015.
6   American Psychiatric Association 저. 권준수 역. 〈DSM-5 정신질환의 진단 및 통계 편람〉. 학지사. 2015.

나는 것이 공황이다.

공황을 치료하기 위해 어떻게 접근해야 할까? 현재의 증상에만 초점을 맞추어서는 안 된다. 보이지 않지만, 실제를 포함하고 있는 원인을 바라볼 줄 알아야 한다. 공황은 한순간에 발생한 것이 아니라 오랜 기간 축적되어 온 것이 원인이 되어 조절되지 않는 신체 증상으로 나타나고 있다는 것을 알아야 치료에 접근할 수 있다.

공황이 어디로까지 연결될 수 있는지 간략하게 보여 주면 다음과 같다. 애착(초기 양육자와의 경험을 통해 감정적인 접촉을 하고 신호를 교환하는 것)[7]부터 살펴본다. 이는 심리검사 시 면담을 하는 방식과 유사하다. 환자 증상의 원인 및 기저를 알아가기 위해 태어나기 이전부터 그려나간다. 증상의 원인을 알아가는 길은 좁고 오래되면서도 낯익다.

애착은 자극에 대한 일정 반응을 쌓아 다른 관계들을 확장하는 기본 양식이 된다. 애착을 적절하게 잘 발달시켜 사회적 뇌를 형성한다. 사건에 대한 해결과 이로 인한 스트레스에도 내성을 키우는 방식으로 스스로를 보호하는 작용을 한다.

반면 공황의 기저를 보면 분리불안을 보이는 아동의 불안정한 애착이 있다. 불안정 애착은 부모의 잦은 부재, 부모의 싸움에 노출된 정도, 부

7   Bowlby J. (1969). Attachment and loss: Vol. 1. Loss. New York: Basic Books.

모의 무관심, 가족 갈등과도 관련되어 형성된다.[8]

외상(Trauma)이라는 말로도 표현이 가능하다. 삶을 뒤흔드는 사건으로 지각하여, 정서적 고통 조절의 어려움으로 인한 부정적인 결과를 초래하는 스트레스 사건이 외상이다.[9] 공황장애 그룹에서 공황장애를 겪지 않는 성인에 비해 외상 경험 수가 더 많다는 연구가 있다.[10] 외상 경험을 한 아동은 정신화(자신과 타인의 행동 이면의 내적 상태를 이해하는 능력으로 자신과 타인에 대하여 의도적 마음 상태를 가지고 인간 행동을 해석하고 수용할 수 있도록 하는 정신 활동 능력)[11] 활동을 차단함으로써 정신화 발달의 기회를 잃게 된다. 정신화는 다시 애착과 연결된다. 이렇듯 공황은 오직 공황이 아니라 애착, 소아기 외상, 정신화와 같은 연결고리를 가진다. 고리에 고리를 무는 과정 속에서 내가 정말 원했던 이야기가 슬며시 나오기도 하지만 그만큼 소진되기도 한다.

연구를 통해 안다는 건 모르는 것과 같다. 상관이 있고 없고는 내게 중요하지 않다. 연결고리를 통해 보는 건 피상적이었던 내 안을 들여다보며 삶의 욕구를 알아가는 일이다. 나를 향해 걸어가는 항해는 이롭

8 Bowlby J. (1969). Attachment and loss: Vol. 1. Loss. New York: Basic Books.

9 Tedeschi G & Calhoun G. (2004). Posttraumatic Growth: Conceptual Foundations and Empirical Evidence. An International Journal for the Advancement of Psychological Theory, 15, 1-18.

10 R. D. Marshall et al. (2000). Childhood Trauma and Dissociative Symptoms in Panic Disorder. The American Journal of Psychiatry, 157-3, 451-453.

11 Bateman, A. & Fonagy, P. (2004). Psychotherapy for borderline personality disorder: 93 mentalization-based treatment. London: Oxford University Press.

다. 꾸준히 풀어 놓으니 삶과 생각이 가뿐해진다.

연구를 통해 나의 어린 시절을 이해하는 작업이 얼마나 중한지도 다시금 알게 된다. 나의 어린 시절을 기억할 수 없으므로 알 수 없으나, 조금은 이해할 수 있게 된다. 어린 시절의 내가 흔들리는 눈빛으로 서 있다. 내부 및 외부 자극에 대해 자율적으로 조절하는 능력을 키우지 못하고 감정을 적절하지 못한 신호로 활용하지 못하고 불안에 떨고 있는 내가 있다.

창밖으로 해가 지고 있다. 어느새 가을이 와 해가 일찍 집에 간다. 덕분에 나는 사라지는 허기에 몸 둘 바를 몰라 운다. 위기 온도가 끝도 없이 올라간다. 언제 한계치에 이르러 터질지 모른다. 그러다 문득 홀로 초라한 저녁 식사를 하다 고개를 든다. 그동안 스쳐보낸 그림이 문득 눈에 들어온다. 빛바랜 그림 속에서도 사랑하고 있는데, 나는 그러질 못하고 있다.

깨닫는다. 비로소 오랜만에 맑게 갠 하늘을 바라본다. 가위에 눌리면 정신은 있는데, 몸은 움직일 수 없고, 여기서 벗어날 수도 없고, 소리를 지를 수도 없는 극도의 공포 상태에 놓이게 된다[12]. 벗어나는 방법은 옆에 있는 사람이 깨워 주는 방법뿐이다. 여기에서 벗어나게 해 줄, 도망치라고 외쳐 줄 조력자가 필요하다. 바란다. 내가 쓰는 마음의 항

---

12 최영희 저. 〈공황장애 극복 설명서〉. 학지사. 2019.

해도 이와 같기를. 내 안의 조력자를 깨울 수 있기를. 그런 마음을 안고
치료적 제언으로 다음과 같이 쓴다.

치료적 제언: 늦은 만큼 나를 더 많이 아끼기.

첫 마음으로부터
-존중하는 심리사의 세계를 꿈꾼다

임상심리사로 일하고 있는 S로부터 전화가 왔다. 여느 때처럼 치료 이야기를 나누다가 임상심리사로서의 고민이 무엇인지 물어보았다. S는 연차가 제법 높은 임상심리사다. 경험이 풍부해지면 환자를 상담하는 데 조금 더 좋지 않을까 하는 생각과 달리 S는 자신의 오래 쌓인 경력과 지식을 무기 삼아 환자를 편견으로 판단하지 않는지 늘 괴로워 애를 태운다고 했다. 심리검사 결과를 내기도 전에 판정을 내리고 있는 건 아닌지. 환자를 어디론가 유도하고 있는 건 아닌지를 늘 경계해도 마음이 놓이지 않는다고 했다.

환자를 객관적으로 평가한다는 틀을 깨고 자신을 경계하는 임상심리사가 있어 고마웠다. 그동안 만났던 수많은 심리사가 스쳐 지나갔다.

자신이 살아온 삶의 배경을 가지고 사람을 판단하는 일. 분명히 임상심리사에게는 검사 도구가 있으며 이를 통해 평가해야 하는데, 쉽지 않다. 자신이 쌓아온 삶의 방향을 마치 지식인 양 내세우고, 정작 검사 도구는 부차적인 수단이 되고 있지는 않은지 경계해야 한다. 눈에 보이는 것만 옳다는 오만을 버리고 여러 가지 마음을 안고 있을 환자를 생각해야 한다.

수단과 목적, 지식과 편견을 경계하기 위해 초심자들을 대상으로 한 강의를 듣는다. 모든 것을 흡수하겠다는 마음으로 듣는 것은 아니다. 다른 일을 하면서 보기도 하고, 어떤 부분은 넘어갈 때도 있다. 초급과정 강의를 다시, 여러 번 듣는 것은 제대로 알고 있는지 확인하는 것과 더불어 심리사로서 첫 발을 내딛었을 때의 첫 마음을 잊지 않기 위해서다. 머릿속에서 두루뭉술하게 떠다니는 것을 확실하게 붙잡을 방법이 되기도 한다.

감염병 확산으로 오랜 시간 힘들었기에 장점을 논한다는 것부터 역설이지만 나처럼 대면에 피로도를 많이 느끼는 사람은 다양해진 화상 형식의 강의를 듣는 횟수가 늘었다(부정적인 상황에서도 자꾸만 긍정 조각을 찾게 됩니다). 차편을 알아보고 먼 길을 가야 하는 수고도 덜었다. 불편한 대면을 피하고 오롯이 나와 강사만 있다는 착각에 잠시 빠지기도 하면서 강의를 듣는다. 연수 평점이 필요한 것도 아니어서 강의실에 잘 입장했는지도 확인할 필요가 없다.

안다고 여긴 심리검사도 때때로 직접 해 본다. 내가 누구인지 알아야 다른 이들의 마음에도 좀 더 가까이 다가갈 수 있다. 반복하지 않으면 게을러지는 건 몸뿐만이 아니다. 생각도 그렇다. 수학을 머리로만 계산하는 것과 직접 손으로 풀어가면서 해답을 얻는 것에 큰 차이가 있듯이, 해 보지 않으면 답을 찾는 것이 생각보다 어려울 때가 있다.

극단적으로 말해 정신질환자들에 대한 공감도 내가 겪어 보고 나니 선명해졌고, 죽음 앞에 이르러서야 삶의 전경을 바라보게 됐다. 이런 것들을 경험하기가 쉽지 않고, 누구도 원하지 않는다. 경험하지 않은 채 심리 검사를 하고 평가하는 것들이 이것뿐이랴. 그러니 실제로 해 볼 수 있는 것들은 몸으로 받아들이는 일을 부지런히 해 보려 한다. 인간은 망각의 동물이기도 한지라 덜 잊기 위한 지속적인 노력이 필요하다.

병동에 심리검사를 하러 갈 때면 십 년 넘게 검사 도구를 묵직한 가방(007가방이라고 부릅니다)에 넣어 다녔다. 그러다 한 임상심리사가 검사 도구만 달랑달랑 들고가는 것을 보고, 나도 가벼운 천 가방에 들고가 보았다. '왜 진작 여기에 안 들고 갔을까?'라는 생각이 들 정도로 가벼웠다. 그런데 날이 갈수록 내 팔은 가벼운 데 반해 마음은 무거워졌다. 검사 가방의 무게도 견디지 못하고 환자를 만나러 가는 것이 꼭 내 마음 같았다.

편하게 바뀌고 있는 내 모습이 융통성 있어 보이기보다는 처음 그 묵직했던 마음을 잃어버리는 것 같았다. 그래서 아직도 나는 종종 묵직하고 오래된 검사 가방에 도구를 담는다. 손과 팔에서 느껴지는 그 묵직한 무게를 버티고 선 다리처럼 내가 이 길을 걸어가면서 사람에 대한 마음을 소중히 하고 싶어서.

상담은 하기만 하는 것이 아니라 '받기도' 한다. 임상심리사는 심리검사를 하고 평가하고 치료하는 일을 하는 사람이지만, 그러기 위해서는 역으로 받는 경험도 있어야 한다. 남들을 평가하고 규정짓는 일을 매일 하지만, 정작 내가 누구인지에 대해 돌아보는 일은 좀처럼 찾아오지 않는다. 일부러 찾아야 한다.

남에 대한 평가, 해석에 관한 공부보다 오히려 나에 대한 이해가 우선되어야 하는 직업이다. 내가 나를 이해하지 못하면 남들이 내린 시선에 맞춰 살아갈 수밖에 없다. 감당하기 힘들 때는 비난하기를 멈추고, 상담을 받으러 간다. 상담은 내면의 위험 신호들 속에서 허우적대고 있는 나를 집게로 집어 현실 세계에 살포시 놔주는 역할을 한다. 상담을 받으며 매끄러움 속에 불쑥 튀어나오는 본연의 내가 반가워 눈물이 나기도 한다. 직업의 세계에서 고개 숙여 울고 있는 내게 위로를 건넬 수 있는 시간이다.

상담받는 일은 초심의 나를 잃지 않게 함과 동시에, 직업 세계를 버티게 하는 마취제와도 같다. 그런데 이런 마취 효과마저 옅어질 때가 있다. 나를 하나의 인격체로 받아들여주지 않음에 쓰린 마음을 달랠 길이 없다. 되지 않으면 내려놓는 일을 한다. 매몰됐던 곳에서 벗어나는 일이다.

회사에 다닐수록 목적과 목표를 잃어버리기에 충분하다 못해 넘쳐 흐르는 날들로 이어졌다. 마음이 어수선했다. 잔 듯 만 듯한 하루를 열고, 쳇바퀴 돌아가듯이 반복된 삶을 사는 만큼 나를 잃어 간다. 안위 속 불안을 나 스스로 걸어가길 반복한다. 때론 이 공간에서는 무엇도 치유하지 못하고 상처받기만 할 뿐이다.

설상가상, 엎친 데 덮친 격으로 '제발 더는 안 돼. 멈춰줘'라고 외칠 힘도 없을 만큼 많은 일들이 닥쳐 온다. '이 물살을 헤쳐 나갈 수 있을까?'가 아니라 '언제까지 견딜 수 있을까⋯⋯'로 변한다. 그러다가 '제발 그만, 떠내려가고 싶지 않아'라는 마음으로 이어진다. 더 이상 나의 삶을 훼손시키지 않았으면 하는 바람뿐이다.

누구나 애써가며 인생을 살아가고 있다. 그리고 이왕 애쓰는 김에 마음을 잘 사용하고 싶다. 그래서 견디고 헤쳐 나가야 한다는 생각만 하고, 견딜 수 없는 너무 많은 일과 심한 모욕감을 견디고만 있다.

그런 때 잠시 내려놓는 것을 선택한다. 왜 내가 내려놓아야 하는지 화가 나기도 한다. 그런데 내려놓은 지 얼마 지나지 않아 꽃끼리 속삭이는 걸 알게 된다.

일상은 평범하기 그지없다. 아침 일곱 시에 일어나 모닝 페이지를 쓰고, 씻는다. 아이를 깨워 등교 준비를 하고, 초등학교까지 함께 걷는다. 집으로 돌아와 간단하게 혹은 거하게 아침을 먹고, 서재에 앉는다. 14인치 하얀색 노트북을 켜고 생각나는 대로 쓴다. 두세 시간 그렇게 달리다 보면 어느새 점심시간이다. 점심을 먹고 아이를 맞으러 학교에 간다. 하교한 아이와 학교 근처 놀이터에서 논다. 오후 4~5시 정도가 되면 집에 들어온다. 아이들과 집에서도 논다. 뭐 이런 식이다. 그런데 마음이 행복한 미소를 짓는다. 물음을 품을 수 있는 행운을 다시 만났다.

언젠가부터 인생에 감흥이 없어졌다. 주관적인 것을 객관적으로 바라보기를 거듭하다 보면 감정을 배제하는 연습을 하는 날들이 이어지는 격이다. 마치 감정이 불필요한 요소인 양, 안정적인 정서 상태만을 최고로 여긴다. 봄이 오고, 꽃이 피고, 아이들의 까르르 소리에도 웃을 줄 모르는 내가 된다. 애초에 기쁨과 열정으로 시작한 일이라는 게 무엇인지 모르는 것 같다. 쏟아내야 비워진 틈으로 다시 채울 수 있음을, 처음으로 돌아가야 알 수 있다.

임상심리사의 아픈 마음을 달래고 보듬고 다시 움직일 수 있게 하는 시간과 양분이 필요하다. 마음의 구멍을 방치하여 넓고 깊게 패여 가는 걸 지켜만 보아서는 안 된다. 그래서 첫 마음을 기억하고, 누군가의 횡포로부터 보듬는 작업을 하고, 더 이상 견딜 수 없을 때는 과감히 벗어날 수 있다는 것을 몸소 체험할 수도 있어야 한다. 우리는 살기 위해 직업을 가지고 있다. 직업을 가지기 위해 허우적대고 있는 게 아니라.

조용하게 스러져가는 마음을 위해 무엇을 하고 있나. 무얼 해야 하는지 잘 모르겠다면, 팔을 벌려 자신을 안아주기부터 시작해 보자.

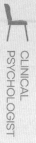

(제5장)

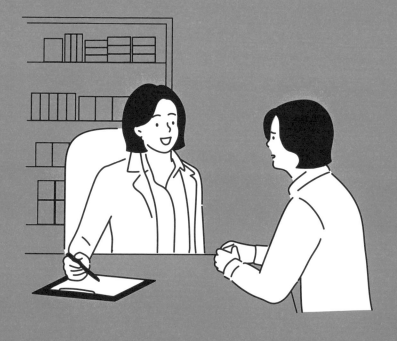

정신병원
생활

계절을
만나다

추운 바람 속 유난히 따사로웠던 날, 대학을 벗어났다. 졸업하고 바쁜 것 없는 하루가 이어졌다. 생활할 만큼의 돈을 벌고 집에 돌아와 새벽빛을 보며 잠 든다. 늦은 오후 잠에서 깨어 자취방에 누워 책을 읽다가 어스름이 찾아오면 대충 옷을 걸치고 아르바이트하러 간다.

내가 바라던 삶이다. 살만큼 벌고, 읽고 싶은 책 보다가 새벽빛에 글을 쓰는 일. 내관의 오래됨은 외관의 젊음을 견디지 못하는 탓인지 차를 타면 멀미도 심했다. 걸어서 움직일 수 있는 그곳이 내 삶의 전부였다. 좁은 행동반경 속에서 안일하게 사는 듯하지만, 책이라는 미지의 세계를 벗 삼아 의미라는 것을 찾고 싶었던 시기가 그때가 아니었나 싶다.

스물네 살, 그때의 방을 좋아했다. 당시 평균 월세의 1/3 정도밖에 안 된다는 게 마음에 들었다. 그런데도 방이 두 개라 더욱 마음에 들었다. 추워지면 보일러가 얼어서 커피포트에 물을 끓여 머리를 감아야 했어도, 버젓한 주방 시설 하나 제대로 갖추지 못했어도, 옆집과 어설픈 문 하나를 사이에 두고 모종의 합의로 살았어도 좋았다. 줄지은 빌라 속 오래된 주택이 마음에 들었다. 그때의 나는 지금처럼 오래된 것을 사랑했다. 고서점에서 나는 책들의 부대끼는 냄새, 시장 골목의 오래된 가게들, 세상이라는 연속선상에서 무언가는 끊어지고 무언가는 시작되는 고즈넉한 자연스러움이 좋았다.

버스를 한참을 타고 가야 하는 고향, 엄마의 핸드폰이 열리고 멀고도 가까운 목소리가 내 귀에 닿았다(엄마는 어머니라고 하면 왠지 다른 단어 같아요.). 그동안 졸업하고 뭐 먹고살 거냐는 한심함과 아쉬움 섞인 말을 한마디도 뱉지 못하고 지켜보던 엄마의 목소리. 이번에는 뭔가 다르다. 별다른 미사여구도 없다. 내려와 보란다.

내 조용한 일상은 엄마에겐 늘 걱정이었을 게다. 동네 사람들과 심리학과를 나와 놀고 있는 딸이 걱정된다는 이야기를 한 것이 꼬리에 꼬리를 물어 당시 채용 공고가 나 있던 인근의 정신요양시설 면접을 보게 되는 일로 발전했다. 시골만의 압도적인 네트워크 시스템이다. 심리학과를 나와 유학을 가지 않으면 미래가 없다고 생각했던 나는 간단하게 전공을 염두에 두지 않은 미래를 걸었는데, 현재에서 자꾸 손짓했다. 나에게 오라고 말이다. 그곳의 직원이 됐다.

꽃들이 어깨동무하는 유월에 접어들었다. 멸치 똥을 따는 것으로 나의 첫 직장 생활이 시작됐다. 사무실 한편에 보호자 면담실이 있었는데, 거기에 멸치가 한가득이었다. 신문지 위에 멸치를 가득 놓고, 멸치똥을 땄다. 처음 따는 멸치 똥은 비렸다. 그리고 사무실 가운데에 내 자리가 마련됐다. 나에겐 멸치똥을 따는 일이었지만, 상사에게는 그 시간을 통해 나의 됨됨이를 봤으리라. 그 짧은 시간에도 사람의 태도를 보는 게 직장 생활이다.

매일 아침, 출근을 하면 상사의 커피가루 3스푼, 크림 2스푼, 설탕 3스푼의 커피를 탄다. 그리고 보호사의 일지를 타이핑 한 뒤, 난을 닦는다.

오랜 시간 아르바이트를 했던 터라 주말이고 명절이고 없이 출근하는 것에 큰 불편함도 없었다. 들에 나가자고 하면 하던 업무를 잠시 미루고 작업복을 입고 따라나섰다. 얼기설기 배워 따라했다. 환자들을 데리고 외부에 나갈 때면 손을 보태기도 했다.

그렇게 일하고 처음 월급을 받은 날이 생경하게 떠오른다. 날밤을 새워가며 돈을 벌었던 내가 이 정도 일로 이렇게 많은 돈을 받아도 되는가 싶었다(백만 원 넘는 돈은 난생 처음 받아 봤어요). '왜 사람은 배워서 머리를 쓰는 직업을 가지고 살아야 하는지 알겠다'며 작은 만족도 느꼈다.

따뜻한 봄날에는 밭에 나가 배추를 심기도 하고, 사무실 문을 여닫는 것만으로도 매서운 바람이 들어오는 추운 겨울에는 비닐하우스 안에서 삶은 무청을 한나절 줄에 걸기도 했다. 김장철이 돌아오면 일주일

정도는 평소 하던 서류 업무(심리 실무보다는 행정업무를 더 많이 했어요)를 최대한 미루고 작업에 돌입한다. 청결한 위생 상태로 모두 합심하여 김장 업무를 한다. 그런데 내가 밭에 나가서 열심히 씨를 뿌리고 키운 배추는 그 자리에 없는 것이 아이러니하다. 정작 나와 직원들이 힘들여 심었던 배추는 어디로 갔을까?(누군가의 마음에 들어갔으리라 믿어요)

여하튼 배추를 거대한 소금탕에 담그고 빼는 작업을 마치면 물로 씻어낸다. 그리고 배추에 물이 빠지는 동안 양념 작업을 한다. 김장에 필요한 양념을 어마어마한 크기로 만들어 온종일 앉아서 버무린다. 내가 김장을 했는지, 배추가 나를 무치고 있는지 알 수 없는 며칠이 흐른다.

일하던 시설에는 이백여 명 남짓의 정신질환자들이 생활하고 있었다. 병동은 철문보다는 철조망이라고 부르는 게 더 어울려 보인다. 환자는 사무실과 병동의 공간이 보이지만 열쇠로 열어야 들어갈 수 있는 정도의 공백 너머에 있었다. 그것이 무엇을 의미하는지 생각하지 않았다. 정신질환자의 세계를 그렇게 몰랐다.

병동은 크게 성별에 따라 건물이 나뉘고, 건물 안에는 방들이 일렬로 줄지어 있었다. 남자 병동의 3층에는 강당이 있어서 크리스마스에는 환자들을 위하여 피아노를 치거나 노래를 부르기도 했다. 환자에 대한 거부감이나 무서움은 없었다. 각자의 이유로 일상생활을 자조적으로 유지해나가는 데 어려움이 있어 이곳에 와 있는 사람이라 여겼다.

점심을 먹고 오랫동안 이곳에서 근무한 A와 산책을 하는데, 어느 환자의 목소리가 타고 들어온다. "대통령이 나를 보고 있잖아!"라는 소리를 반복하고 있다. 그 소리를 들은 A가 "비가 오려나"라고 말하고, 다음 날 비 내리는 출근 길에 내가 있었다.

그렇게 하루하루를 보내는 내 마음이 편치 않았다. 처음부터 덜덜거리는 남의 자전거를 타고 와서 잠시 앉아 있는 이 느낌은 내가 아닌 것 같았다. 무엇하나 진정성이 없다고 느껴지는 순간, 그곳에 있으면 안 된다는 생각으로 이어진다. 환자들을 위해 내 몸을 불사르지는 못해도 직업적인 만족감이라도 있어야 하는데, 옅었다. 이곳에 있는 사람들을 위해 나의 위치에서 무엇을 해야 하는지 생각하고 실천할 수 있는 사람이 아직 되어 있지 않았다.

어쩌면 나도 암묵적으로 이 일자리를 갖는 게 도움이 되리라 여겼기에 선택하였을 것이다. 처음에는 재미있기도 했다. 그러나 얼마쯤 지나자 이런 생각이 들었다. '이게 내가 원하던 삶일까?' 그곳이 나를 힘들게 하는 것이 아니라, 희미한 시간이 지속되면서 분명하지 않은 나를 보는 연속이 문제였다. 다 쓴 부품처럼 버려지는 사람들을 보면서 나의 미래 같아 서글퍼졌다(얼마 전에도 그곳을 퇴사한 H가 아무 일도 없었다는 듯이 일하고 있는 꿈을 꿨어요).

직장생활을 하면서 매일 웃는 삶을 기대한 건 아니지만, 웃지도 화내지도 못하는 수많은 애매한 상황 속에서 설명할 수 없는 찜찜함이 가중되었다. 내가 누구인지도 모른 채 그저 직업을 가진 한 동물로 흘러

가고 마는 것인가라는 생각이 웅덩이의 크기를 키우고 검게 물들였다. 지금 돌이켜보면 의미 없는 일은 없고, 일의 가치는 내가 만드는 거였다. 추억으로 남아 아름다웠는지, 실제로 가치 있었는지는 알 수 없지만 벗어나고 싶은 마음에 나 자신을 부품으로 만들어 버렸다는 건 자명하다.

그쯤 되니 이도 저도 다 원인이 된다.

나는 정말 이곳을 나올 힘이 없는 것인가. 학습된 무기력으로 나올 수 없다고 여기고 있는 것은 아닌가. 내가 느끼는 힘듦이 정말 그들이 말하는 복에 겨운 소리인가.

삶의 발전은 벗어나고 싶다는 생각이 행동으로 이어지면서 나오는 때가 많다. 벗어나는 것을 원동력으로 하여 마음의 막바지에서 수련 도전이 시작됐다. 오랜만에 생각을 하고 내린 결론은 '그동안 하고 싶은 것을 찾지 못한 채 남들 하는 거 복사하고 붙여쓰기 하며 살았던 나날은 마무리하자'였다. 우물 안 개구리이기를 자처하는 나이지만, 우물의 깊이와 크기는 늘이고 키우려 한다.

지금 보이는 세상에 위화감이 든다면 하던 일을 내려놓고 한숨 돌리는 작업이 필요하다. 아무 일 아닐 거라며 자신을 다독이는 일은 그만해도 된다. 매일의 생활에 내가 놓치고 있던 거름이 묻어 있을 수 있다. 자신이 하고 싶은 줄기에 뭘 할 수 있는지도 함께 생각해 보는 것도 좋다. 충분히 이야기를 나눈 내 일을 착실히 해나가다 보면 내가 하고 싶었던 소망에 가까워진 나를 발견할 것이다. 또 그렇지 않다고 해도 괜찮다. 하고자 하는 일을 해 나가는 자신을 발견한 것만으로도 성공이다. 시작도 하지 못한 채 머뭇거리지 말고 뭐라도 해 보자. 까짓것 목표에 다다르지 못하면 어떤가. 한번 해 본다는 마음으로.

정신병원
탐구

수련 생활, 힘들었다. 힘에 부쳐, 다음의 내 모습을 상상하기 어려웠다. 누가 그렇게 몰아붙이지 않아도 힘든 게 수련 생활이다. 그런 수련 생활도 끝이 있다. 그리고 그곳을 벗어나는 시점에 이르러서야 수련감독자 울타리가 얼마나 큰지 눈에 들어온다. 그토록 벗어나고 싶었던 수련기관에서 수련감독자의 존재를 알게 되는 아이러니한 순간이다. 정신건강임상심리사 자격을 취득하고 맞이한 첫 심리검사, 내 이름과 서명이 나란히 있을 때의 무게감이 생생하다.

수련을 마치고 첫 직장은 백 명 남짓의 정신과적인 진단을 받고 오랜 기간 생활하고 있는 환자들이 주를 이루는 병원이었다. 일전에 근무하던 곳에 오던 촉탁의[1]가 차린 병원이었다. 좋은 분이라는 인상을 가지고 있었다. 전화를 걸어 채용 의사를 물어보았다(원장님은 이런 인연을 모르시겠죠). 원장님께 물어본다는 담당자의 말이 얼마 지나지 않아 목소리가 들려왔다. 원장님은 현재 병원에 정신건강전문요원이 없고 채용계획 또한 아직이라고 하셨다(알고 전화한 거였답니다). 목소리에서 느껴지는 거절의 태도가 좋았다. 왠지 아쉽지 않았다. 이런 거절의 전화는 여러 번 들을 수 있을 것 같았다. 그리고 다음 날, 병원에서 전화가 왔다. 채용계획은 없지만 면접은 하자고 하셨다. 그렇게 면접을 보고 나는 그곳의 직원이 됐다.

수련을 마치고 스스로에게 일주일간 휴가를 주었다. 추후 이직할 곳의 대학병원에서도 첫 출근일을 조정했다. 취직한 곳에서는 당장 출근하기를 원했지만, 며칠 쉬면서 그곳을 가기 위한 마음의 근력을 마련하고 싶었다.

병원 1층은 여자 병동. 2층은 남자 병동 그리고 3층은 강당 정도의 구조로 되어 있다. 기반이 어디에서 보면 지하 같고, 다른 측면에서 보면 1층 같은 구조로 지어진 건물이다. 경사면에 있어서 길가에서는 이 층부터 보이고, 건물 뒤편에서는 일 층부터 보인다.

첫 출근을 하여 원장님을 뵙고 나오니, 기분의 기저가 높은 B직원

---

1 학교나 회사 같은 데에서 건강 진단, 질병 치료 따위를 위촉하고 있는 의사.

이 말을 걸어왔다. 업무를 주는 태도가 불편했다. 화합하고 싶은 마음은 없어도 불협하고 싶은 마음도 없었기에 지켜보기로 했다. 아직 환자 파악도 되지 않았는데, 치료일지를 쓰라니. '하⋯ 여기는 업무에 대한 체계가 이렇게 되어 있나' 하며 마음속으로 반의하던 차에 원장님이 불렀다.

막상 원장님을 뵈니, 불합리함을 일러바칠 마음이 사라졌다. 원장님과 이야기하였던 업무를 하기로 했다. 합리적인 것을 주셨음에도 불구하고 해 보지 않아 지레 겁먹고 방어하려 들 때면 "선생님, 나는 할 수 없는 사람에게는 일을 시키지 않아요"라고 조용한 어투로 말씀하셨다.

입원환자들의 심리치료를 주 업무로 맡게 될 줄 몰라서 처음에는 어안이 벙벙하였다. 못하겠다는 말은 이 정도면 됐다. 적합한 이론서를 찾고, 강의를 듣고, 실전에 들어간다. 머릿속에서 수도 없이 가상의 시뮬레이션을 돌려 본다. 실수하지 않고, 얕잡아 보이지 않으려는 마음을 안고 옷매무새를 다듬고 치료실에 들어간다.

그런데 나를 맞이한 환자들은 무장해제시키기에 충분했다. 이내 지식적인 긴장은 날아가고, 회기를 거듭할수록 환자들에게서 마음을 받아오는 날의 연속이 되었다. 원장님과도 많은 의논을 하였다. 환자에게 이러한 마음을 받는 것이 맞는가. 중립을 지키는 치료자로서 그들의 마음에 내가 치유되는 것 같은 느낌을 어떻게 해야 하는가. 그것이 치료자로서의 제일 큰 고민이었다.

그 물음의 대답은 미래의 내가 할 수 있겠다. 간단하게 말하면, "그래도 된다"이다. 사람과 상호작용하면서 감정을 느끼지 않는 것은 기계다. 그들이 나에게 뇌물을 주는 것도 아니고, 아첨을 하는 것도 아니다. 그저 치료 회기 안에서, 역동 속에서 따뜻한 감정을 느끼는 정도에 뭘 그리 고민하는가. 이제는 그런 감정이 들면 속으로 '좋다'고 한다.

워밍업은 치료로 가기 위해 중요하다. 즐겁게 환자들과 워밍업을 하고 나면 치료에도 좀 더 쉽게 다가갈 수 있다. 인지 재활 치료를 비롯한 여러 집단치료와 개인 치료를 하며 환자 사례를 원장님과 나누는 과정(일종의 수퍼비전)에서 다음의 도약이 있어 멋진 시간이었다. 입원환자들이어서 심리치료뿐 아니라 심리검사를 할 때도 심도 있게 여러 번 보고 면담도 풍부해졌다.

보호자에게 환자들의 근황을 편지로 보내기도 했다. 보호자조차도 손을 놓아 버린 끈 같은 얽히고설킨 만성환자에게 관심을 두고 있다는 것은 의미가 있다. 작은 변화에도 따스한 손길을 내밀고 있는 심리사가 있는 병원에 내 아들이, 내 자식이, 내 형제가 있다는 안도감은 그들에게 이전으로 돌아가 일상으로 돌아왔다는 말보다 더 큰 힘이 된다.

나는 환자들에게 지속해서 관심을 가지고 바라보는, 매일 병동에 들어가 심리치료를 하고 이야기를 나누는 심리사로 성장했다. 치료 일지를 작성하면서 환자들의 마음을 어루만지는 것 같아 좋았다.

병원의 직원들과도 자연스러워졌다. 그때의 나는 적당한 가면을 쓰고 있었다. 가면은 적정한 거리를 유지하며 비교적 오랜 시간 부드러운 관계를 유지하는 데 도움을 주었다. 이것이 맞는지 그른지 고민하지 않아도 될 정도의 적당한 거리였다. 직장생활을 편하게 굴러가게 했다. 그렇다. 회사의 일원으로 있다는 것은 친한 친구를 만들어서 내 마음을 다 퍼 주는 관계를 형성하는 게 아니다. 거리 유지가 잘 되면 잘 되는 대로, 안 되면 안 되는 대로의 내가 있을 뿐이다. 그곳은 분명 따뜻했다. 병원의 이익보다 나의 앞날을 걱정해준 사람들이 있었다. 그들의 따뜻한 마음을 위안 삼아 나는 이루지 못한 것을 하나씩 해나갔다.

그런데 다른 세계에서 만난 이들과도 꼭 이렇게 따뜻하냐고 하면 그렇지 않다. 거리를 유지하지 않고, 좀 더 다가가면 어긋나기 시작한다. 누군가에게 정을 붙이고 이야기하면 화살이 되어 돌아온다는 걸 잘 알고 있는 때였다. 그런데도 자꾸만 정을 주고 바람맞는 일을 연이어 하고 있다. 나에게 정을 주려는 사람들에게는 거리 유지를 하고 정을 주지 않으려는 사람들에게는 정을 주고. 그 정으로 인해 망치질을 당하고야 마는 모순은 어디에서 왔을까. 하여 이곳에서의 생활에 다시금 감사함을 느낀다.

원장님은 작은 말들 속에서도 관심을 읽고, '나를 생각해 주고 있구나'를 알게 하는 대화법을 쓰는 사람이었다. 더 나은 사람이 되고 싶다는 생각이 들게 했다. 나의 말에 귀를 기울이지 않은 적이 없었다. 내가 직장을 옮기고 원장님도 현재는 다른 곳에서 글도 쓰고 방송도 하시면서 잘 지내고 계신 걸로 알고 있다.

"원장님. 그때의 마음들을 켜켜이 쌓아 두었다가 힘들 때마다 잘 꺼내서 위로의 차로 마시고 있습니다."

병원에서의 생활은 다정하게 펼쳐지는 풍경처럼 다가오는 직원들과 천천히 친해지며 불편하지 않게 지낼 수 있던 감사한 시간이었다.

버스를 타고 점점 시골 풍경으로 들어간다. 한적한 슈퍼 앞 버스 정류장에 내려, 다시 오 분 정도 걸으면 병원에 도착했다. 그 길이 좋았다. 반면, 지금은 가까운 거리의 직장에 갈 때도 차를 타고 간다. 기관 안에 주차할 수 없어 동네를 돌고 돌다가 겨우 주차하고 걸어가려면 꽤 오랜 시간이 걸리는데도 말이다.

짐을 잔뜩 들고 타는 시골 할머니의 모습, 차창 밖의 풍경, 시골 냄새가 나는 시간을 사랑했었다. 그러나 정작 그때의 나는 사랑하는 것을 즐기지 못했다. 그리고 어느새 불편한 익숙함에 배어 헤어나오지 못한 채 어두운 길을 걸으면서도 또 알지 못한다.

공포의
시선

사방이 하얀 창문 없는 직사각형 심리실. 180cm 정도의 키에 씻지 않은 지 오래된 듯한 스무 살 남자가 내 앞에 앉아 있다. 환자가 검사실에 들어오기 전에 검사에 대해 간략한 설명을 한다. 검사실에 들어와 앉으면 전자 시스템으로 검사 시행 전에 접수하고 검사를 하고 나면 시행을 누른다.

(설명을 했음에도) 내가 컴퓨터를 만지고 누르는 소리에 "거슬리네? 지금 뭐 하는 거예요?"라며 살기 띤 눈으로 쳐다본다. 나는 태연함을 가장한 채 환자가 오면 검사 진행을 하기 위해 눌러야 하는 것이 있어서 눌렀는데, 불편했냐고 물어본다. 그리고 더 이상 컴퓨터에는 눈길도 주지 않는다. 검사가 끝나가는 시점에 이르러 환자는 자신이 좀 예민했다며 사과를 한다.

이런 환자는 많다. 머릿속에서 비상벨이 깜빡이지만 겉으로는 태연함을 가장해야 하는 환자들이다. 심리검사만 숙지했다고 진행되기에는 변수가 많다. 검사를 마치고 나면 소모되는 마음을 어찌할지 모른 채 방전이 되고 마는데, 마음을 추스를 새도 없이 다른 일들이 기다리고 있다.

만삭인 채 심리검사를 진행하는 도중 입원 병동에 있던 환자가 나를 위협하고 책상을 때려 부술 듯이 내리친 적도 있었다. 역시 아이를 가진 상태로 감염 병동에 들어가서 검사를 진행한 적도 있다. 환자가 나의 신체에 해를 입히지도 않았고, 감염이 되지도 않았으나 아이를 가진 엄마로서 최전선의 경험을 하는 건 언제나 반갑지 않은 일이다. 그런데도 내가 이 일을 계속할 수 있는 건 하나의 믿음 덕이다. 나쁜 일 속에서도 좋은 일의 씨앗이 자랄 수 있다는 믿음. 이 어둠 속에서 불을 밝힐 이는 누구도 아닌 나 자신이라 믿는다. 두려움 속에서도 나는 희망을 놓지 않는다.

통상 일 년에 삼백 명 남짓의 환자를 만난다고 해 보자. 그 환자들을 기억하고 수기처럼 작성하는 것에 큰 의미가 없다. 환자 사례를 들어 강의할 일도 없다. 그저 그러한 만남을 기반으로, 계속해서 정진하고 새로운 이를 만날 때 더 나은 내가 되길 기도하는 마음으로 살아가면 된다. 그리고 어둠 속에서 나의 작은 손짓 하나가 불을 밝힐 씨앗 하나가 되리라고 여긴다.

환자 상태, 접수, 수납 등을 확인할 수 있는 시스템이 있다. caution 경보가 뜬다. 매년 찾아오는 환자. 이 환자에게 하지 말아야 할 말은 "잠시만 기다리세요"다. 그 말을 하기 시작한 순간부터 꼬투리를 잡고, 녹음하고 있다고 하거나 소리를 지르고 검사 책상에 다리를 올려놓거나 모든 검사에 대해서 모른다고 하고 검사 결과가 좋게 나오면 가만두지 않겠다는 말도 서슴지 않는다.

A 임상심리사의 심리평가보고서엔 지능 점수가 이전에 비해 차이가 큰, 더이상 같은 환자일 수 없는 이야기가 흘러나왔다. 환자가 난폭하게 굴자 겁에 질려 제대로 시행하지 못한 거다. 잘못됐다고 비판하는 마음보다, 환자의 횡포에 심리사의 공포가 반영된 슬픈 심리평가보고서여서 아려온다. 직접적인 공포의 현장에서도 임상심리사는 벗어나지 못한 채 검사를 하는 게 대부분이다. 나 역시 무섭다. 매번 감당하기가 힘들다. 팔을 안으로 한껏 구부려 임상심리사를 끌어안고 싶다.

갈수록 목적을 가지고 심리검사를 하러 오는 이들이 많아진다. 이전에는 심리치료를 위해 진료를 보고 의사가 의뢰하면 심리검사를 하는 식이 더 많은 분포를 차지했다. 갈수록 법원, 군, 산업재해 관련하여 제출하거나 직장집단 소송 등 처음부터 심리검사를 받기 위해 내원하는 경우가 많아지고 있다.

심리검사 결과가 좋으면 안 되는 마음을 가지고 오는 경우가 많다. 피해자의 입장으로 오는 이들의 마음은 검사에 솔직하고 성실하게 임하는데, 문제는 가해자가 심리검사를 받으러 오는 경우이다. 표정에 마음을 드러내지 않는 장점이 있는 나는 그들과도 거리낌 없이 검사하는 것 같지만 실은 골치가 아프다. 이러한 소모를 어디에 해소할 길 없이 다음 환자를 만나는 일을 반복하다 보면 정신건강이 이롭지 않다.

검사는 예약 스케줄로 운영되고 있음에도 예약 당일에 시간 맞춰 오는 경우는 절반에 불과하다. 정해진 예약 시간에서 삼십 분 이상 늦으면 검사가 진행되기 어려우니, 다시 예약을 잡아야 한다는 문구를 예약증에 넣어보지만 이를 잘 지키지 않는 환자들이 여럿 있다. 늦게 와서 수납도 하지 않고 앉아 있는 모습을 보면 화가 나기도 하지만, 힘들게 왔을 텐데 그냥 돌려보내기도 뭣해 결국 검사를 진행한다. 내가 한 발짝 물러서면, 그래서 그들의 편이 되어 준다면 그게 오히려 더 편하다고 마음을 잡는다.

밖에 나갈 때는 발이 다치지 않게 신발을 신는다. 상처가 나면 병원에 가서 치료한다. 그런데 왜 내 마음이 공격당하고 더러워지도록 내버려 두는가. 왜 외부의 습격으로부터 보호하지 않고 내면에서 단련하지 않은 채 내버려 두는가. 내 마음은 곪고 썩어 들어간다.

사람의 마음을 들여다보기 위해 건강한 마음을 가진 임상심리사가 필요한 것은 당연한데, 마음을 건강하게 유지하고 보듬기 위한 방법을 위한 시간을 내기가 어려운 것이 현실이다. 스러지고 사라지는 임상심리사가 아니라, 불태우고 없어지는 임상심리사가 아니라 그들 곁에 따뜻한 임상심리사가 되기 위한 시스템이 공존해야 한다. 임상심리사의 마음과 몸에 좋은 건강 주스를 지속해서 주어야 환자를 바라보는 진정성의 깊이도 올라간다.

피하고 싶지만 피할 수 없는 상황들을 계속 직면하고 아무렇지 않은 척 의연하게 대처하는 것처럼 보이지만 그런 사람은 없다. 환자들을 보면서 절망스럽지 않게 무서움을 털어낼 수 있는 시스템을 바란다.

정신질환자를 바라보는 태도
-가족의 이름으로

정신건강의학과에 환자들이 왔을 때 의료진이 보호자에게 으레 하는 말이 무엇일까?

"왜 이제 왔어요?"다.

그런데 감기에 걸리면 초기에 병원에 가서 처방받고 약국에 가서 약을 받아 치료해야 하는 것처럼 정신과 질환도 가벼이 생각하면, '당해봐야 안다'는 말이 절로 나온다. 정신질환자 가족으로서 증상이 조절되지 않는 환자를 병원까지 데리고 오는 일은 실로 쉽지 않고, 누군가에게는 절망스럽기까지 하다.

어딘가 아픈 사람에게 "그렇게 평소에 관리 좀 잘하지 그랬어"라고 말하는 것만큼 무신경하고 잔인한 말이 있을까? 모든 일을 겪고 살 수 없다. 그러기에 겪지 않고도 환자를 본다. 그 겪지 않고 환자를 보는 것의 공감은 지식에 바탕을 두고 있음을 명심해야 한다. 겪고 나서야 그동안의 오만을, 겪지 않은 고통의 한계를 깨닫고야 마는 모순에 빠지지 않기 위해 부단히 노력해야 한다.

정신질환자 가족으로의 삶. 무슨 일이 있어도 영원히 내 편이 되어 줄 사람은 이제 없다. 무슨 일이 있어도 내 편을 들어준 단 하나의 사랑. 나를 질투하지 않는 사람. 조건 없이 사랑해 주는 사람을 가진다는 건 세상 무엇과도 싸울 필요가 없다는 뜻이다. 그런 사람을 잃는 과정을 겪는다. 얼마나 고통에 젖어 있다 내가 있는 곳으로까지 오게 되었는지 안다. 숙연해진다. 이래라저래라 마구 나댔던 소리가 부끄럽다. 환자 가족들에게 나는 더 이상 왜 이제야 왔냐고 말하지 않는다. 대신 오느라 고생 많았다고 이야기한다.

《사랑하는 아내가 정신병원에 갔다》[2]를 보면 내 심정이 고스란히 나와 있다. 출간한 지 꽤 된 책인데도 지금의 우리나라 현실을 잘 드러내주고 있다. 사랑하는 사람이 마음의 병을 얻게 되어 병원에 데려가도 입원시키는 것이 얼마나 힘든 일인지. 실상은 입원은커녕 병원에 데려가는 일도 힘들다. 그렇게 힘들게 데려가도 병실이 없어서 다시 집으로

---

2 Mark Lukach 저, 박여진 역, 걷는나무, 2019.

돌아오는 경우도 있다. 감염병이 위세를 떨칠 때에는 절차가 늘어 누군 가에게는 입원이 절망에 가까운 시간이 되기도 했다.

거기에 병원비를 비롯해 가족이라는 이름으로 감당해야 하는 것들이 지속되고 가중된다. 마치 정신질환자의 문제를 가족이 원인인 양 매도하는 이들도 있다. 2022년 6월, 한 언론에서는 〈긴 간병 끝 참극… '위기 가족' 느는데 실태도 모른다〉라는 제목의 기사를 보도하였다. 내용은 이십여 년 동안 조현병을 앓아온 자식을 간병한 엄마가 병간호에 대한 심적 부담을 수차례 가족에게 털어놓다가 숨진 채 발견됐다는 기사였다. 가족이라는 이름으로 긴 간병의 무게를 견디며 살아가는 이들의 고통을 덜어 주기는커녕 매도하지는 말아야 한다.

정신질환자에 대한 시각은 어떠한가? 명확한 동기를 찾을 수 없는 일명 묻지마 범죄가 일어났는데 알고 보니 정신 질환자였다는 기사를 접했다고 하자. 범죄 자체에 이유가 없이 불특정의 대상을 상대로 행해지는 가해자가 마치 모든 정신질환자인냥 생각하는 이들이 생긴다. 그들에 대한 선입견이 커진다. 사회에서 격리해야 하는 대상으로 생각하기에 이른다.

정신 질환자들이 제대로 치료받지 못해 양성 증상이 심해지고 누군가의 생명을 앗아간 사례를 찾아보면 왜 없겠는가. 문제는 정신질환자가 아니어도 누군가를 사망에 이르게 한 사례는 있다. 흑과 백의 세상으로 갈라서 보려는 것은 내가 편해서일까? 모두를 위해서일까? 이것은 좋고, 이것은 나쁘다는 식의, 아무리 달라져도 이미 답은 정해져 있다는 식으로, 의식적으로 그들을 외면하고 싶은 것은 아닐까?

화가 나면 누군가를 죽이고 싶다는 충동이 생길 수 있다. 그러나 당연하게도 충동을 조절하고 실제 행동으로 옮기지는 않는다. 그런데 때론 충동을 억제하거나 조절해야겠다는 생각보다 행동이 앞서 타인에게 작게는 불쾌감을 크게는 고통을 안겨 주는 이들이 있다. 이것은 비단 정신장애인(정신질환자, 정신장애인 등의 엄격한 용어 정의를 사용하지 않았어요)만의 문제는 아니다. 해하지 않는다고 해서 고마워할 일도 분노할 일도 없다. 우리는 낌새를 알아차리고, 좀더 조심하고, 만약 피해를 입었다면 이에 대한 대처 및 나의 정신건강을 지키는 일을 배워야 한다.

암에 걸렸다고 하면 아주 큰 병에 걸렸다며 안쓰럽게 보는 반면, 마음의 병을 얻었다고 하면 호사를 부리고, 마음이 약해서 그렇다고 생각하는 이들이 있다. 실상은 나도 너도 정신질환자가 될 수 있다. 누구는 좀 더 빠른 시기에 누구는 좀 더 늦게, 누구는 삶의 끝까지 조절하면서 살아갈 뿐이다. 유전도 그렇다. 심리적인 문제에 취약하게 태어나서 같은 문제가 발생해도 쉽게 정신병이 나타나는 이도 있지만, 그런데도 조절하고 현재의 삶을 영위하는 이도 있다.

감기도 방치하면 폐렴이 된다. 초기에 잘 대응하고 치료에 힘쓰면 빠른 시일 내에 일상의 삶을 살아갈 수 있다. 정신질환자라고 해서 폄훼하여 볼 권리가 없다. 그렇기에 병원에서는 초기에 치료 받지 못한 사례를 보면 안타까워서 왜 이제 왔냐는 밀을 하게 된다. 그러니 이미 늦었으니 치료를 하지 않는 게 낫겠다는 생각은 말고, 늦더라고 병원에 가서 치료를 받자.

꽃신 신고 나들이 가자
-모두는 기억 어딘가를 헤매고 있다

정신질환의 진단 및 통계편람(DSM-5)은 정신질환의 신뢰할 만한 진단이 가능하도록 고안된 관련 기준들을 통칭하는 정신질환 분류법이다.[3] 그렇다면 분류는 어떻게 되어 있을까? 흔히들 정신장애라고 하면 조현병을 떠올린다. 그러나 조현병 스펙트럼 및 기타 정신병적 장애뿐 아니라 신경 발달장애, 양극성 및 관련 장애, 우울장애, 불안장애, 강박 및 관련 장애, 신경인지장애 등 많다.

이 중 신경 발달장애 범주하에 있는 지적장애는 지적 기능이 기준

---

3 American Psychiatric Association 저. 권준수 역. 〈DSM-5 정신질환의 진단 및 통계 편람〉. 학지사. 2015.

이하일 때 신단한다. 장애 수준에 따리 심각도를 경도, 중등도, 고도, 최고도 등으로 달리한다. 각 심각도 수준에 따라 개념적, 사회적, 실행적 영역에서 기능할 수 있는 정도가 다르다. 정도의 차이는 있으나 위의 세 가지 영역에서 지적 기능과 적응 기능 모두에 결함이 있는 상태를 지적장애라 한다.[4]

이외에도 지적 손상을 동반하는 경우의 자폐성 장애, 다운증후군 등도 지적 기능을 발휘하는데 상대적으로 어려움을 겪는다. 임상심리사는 지능검사 및 사회성숙도검사의 점수가 70보다 낮을 때 심리평가보고서 중 진단적 제언에 지적장애로 기술한다.

지적장애 환자가 내원할 때 진단은 같아도 이유는 다르다. 보통 지적장애 진단을 받아 장애 등록을 하기 위해 내원한다고 여긴다. 그러나 그렇지 않은 예도 있다. 몇 가지 예로 들어 보면, 사건 관련하여 가해자 혹은 피해자의 문제를 가지고 내원하는 경우이다. 행하면 범죄가 된다는 사실을 지각하지 못한 채 시키는 대로 혹은 욕구에 따라 행하여 가해자 신분으로 만나게 될 때가 있다. 그리고 누군가 사기를 할 목적으로 접근하여 금전적으로 해를 입어 내원할 때도 있다. 그들을 보는 임상심리사도 애가 탄다.

이런 예도 있다. 병무청에 신체검사를 받으러 갔다가, 지적 기능이

---

4 American Psychiatric Association 저. 권준수 역. 〈DSM-5 정신질환의 진단 및 통계 편람〉. 학지사. 2015.

의심되어 심리검사를 받으러 오는 경우이다. 초, 중, 고 시절 학교에서 수업 내용을 이해하는 데 어려움은 있었으나 지능이 낮아서 그랬다고 생각하지 못하게 사회적 기능을 잘 유지하고 있는 이들도 있다.

사람은 태어나 크고 작은 문제를 만나고 해결하면서 살아간다. 이를 자조적으로 영위하는 데 어려움이 있는 이들은 보호자가 필요하다. 혼자서도 살아갈 수 있는 세상이면 좋으련만 실상은 그렇지만은 않다. 그래서 매번 진단 이후의 삶에 기울인다.

아동, 성인, 노인 등 나이에 따른 지적장애인들의 생활을 살펴야 한다. 이들을 보살필 수 있는 보호자가 있는지에 따라 삶의 울퉁불퉁함이 다르다. 아이가 커갈수록 부모는 작아져 간다. 그리고 언젠가는 어른아이(부모에게 자식은 커도 아이같다지요)만 남는다. 사회보장제도가 갈수록 좋아진다고 하지만, 어찌 보면 많이 알아야 가져가는 보장도 큰 것 같다. 보장은 어떤 일이 어려움 없이 이루어지도록 조건을 마련하여 보호하는 것이다.[5] 알아야 챙겨가는 거 말고, 알아서 챙겨주는 관심을 두면 좋겠다.

그들을 비롯한 진단 범주에 들어가는 사람들을 만날 때마다 생각한다. 정상 범주에 드는 게 오히려 더 힘든 세상에 있지는 않은지. 과연 정상, 이상이라는 게 있기는 할까? 심리학에서는 이상과 정상을 구분

---

5   국립국어원 표준국어대사전 정의.

하는 기준들을 배운다. 고정되어 있지 않은 기준은 세상을 포용하라고 알려 준다. 곱씹을수록 우리가 알지 못하는 세계가 있음을 알아 간다. 이상과 정상을 가르는 건 기준을 어디에 두었느냐의 문제일 뿐이다. 어디서 보면 이상이지만 또 다른 기준에서 보면 정상이 되기도 한다. 그리고 기준을 두기 이전에 이들은 모두 사람이다. 학습이 잘되지 않는, 그래서 어느 면에서는 불편한 사람.

드라마 〈우리들의 블루스[6]〉에는 극 중 다운증후군[7] 영희가 등장한다. 실제 다운증후군 질환을 앓는 이가 연기한 영희를 보면서 감탄보다는 자연스럽게 극에 몰입했다. 또 한 번 배웠다. 이상과 정상의 기준을 두고, 다른 시각을 가지고 그들을 보고 있던 건 다름 아닌 나였다. 그리하여 때론 상대는 바라지도 않는데 동정을 주려고 애쓰고 있었다.

내가 사는 동네엔 웃음이 싱그러운 열세 살 소녀가 산다. 염색체를 기준으로 보면 남자도 여자도 아닌 소녀가 산다. 어제는 놀이터에서 그제는 닭갈빗집에서 만났다. 소리를 지르며 여기저기 뛰어다니던 아이는 이제는 제법 의젓하게 앉아 밥을 먹는다. 내가 사는 곳엔 무해, 유해의 범주에 둘 필요 없는 사람들이 어울려 살아가고 있다. 더 자주 곳곳에서 함께 하는 세상을 꿈꾼다.

---

6 2022년 tvN 채널에서 방영된 노희경 외 극본의 드라마.
7 국립국어원 표준국어대사전에서 인용. 1866년 학계에 보고한 이의 이름인 다운증후군으로 불리는 21번 염색체가 3개인, 염색체 이상으로 발생하는 질환이다. 머리, 귀, 손가락이 작고 얼굴이 편평하며 눈꼬리가 올라가는 등의 모습을 보이며, 대개 지적장애, 심장병 등을 수반한다.

다음으로 기억을 향한 향수에 관해 이야기해 보려 한다. 어디에선가 오고, 여러 가지 일을 겪고 결국은 떠나는 존재가 사람이다. 모두 길을 걸어가지만 각기 다른 느낌과 다른 방식을 가지고 있다. 이들 중 누군가는 진화 속에서 퇴화를 경험하게 된다. 내가 살던 동네가 다르게 보이고 낯설게 느껴지고, 아직 정리되지 않은 인상으로만 남곤 한다. 일상에서 느끼는 모호한 감정은 사라진 지 오래다. 이렇듯 정처 없이 떠도는 영혼을 붙잡지 못하고 있는 이들에게 삶이란 과연 무엇일까?

치매라고 하면 어떤 생각, 말, 느낌이 떠오르는가. 무섭고, 두렵고, 끔찍한가? 기억을 잃고 자신이 누구인지 모르고, 종국에는 숨을 쉬는 것조차 잊어버리며 생을 마감하는 병이 있다는 건 인생을 살아가는 이들에게 공포이고 죄악처럼 느껴지기까지 한다. 그렇다면 치매도 아름다울 수 있나? 잃어버리는 과정을 반복하는 증상을 가진 사람. 이에 대한 해답은 《주문을 틀리는 요리점》[8]이라는 책을 보면 느낄 수 있다. 책은 요리점에서 일하는 신경인지장애를 겪고 있는 이들의 이야기를 다룬다. 단기로 진행된 프로젝트 안에 담고 있는 사람과 글의 빛깔은 '사람의 삶' 전체를 아우르기에 손색이 없다.

알츠하이머라는 말로 익숙한 치매는 진단상에서는 신경인지장애라 하고, 이에 병인, 행동 장애 동반, 현재 심각도를 명시한다. 환자는

---

8 오구니 시로 저, 김윤희 역. 웅진지식하우스. 2018.

승상이 있어 내원하면, 정신 상태 검사(Mental State Examination), 임상 치매 척도(Clinical Dementia Rating), 전반적 퇴화 척도 검사(Global Deterioration Scale) 등의 검사를 통해 치매 유무와 심각도를 살핀다. 그리고 약을 처방받고, 가족은 사회와 연계할지, 연계하면 얼마나 할지를 정한다. 심각하면 가족과 떨어져 전문적인 보살핌을 받게 될 가능성이 높다.

그렇다. 치매에 걸리면 혼자서는 아무 일도 할 수 없어, 절망감을 느끼고 보살핌을 받아야 하는 대상으로 굴러떨어진다. 그런데 실상은 무엇을 잃어버리는 과정에 있는 이들이 기억을 저장하는 데 차이가 있을지언정 사람이라는 것에는 변함이 없다.

중요한 걸 놓쳐 버린 줄도 모르고 바라보고만 있었다. 사람이 아닌 병으로만 보고 있었다. 물론 기억을 잃는다는 건 두렵고 고통스러운 일이다. 당해보지 않았다고 쉬이 여길 수 있는 일이 아님을 안다. 그러나 이들의 잃은 기억을 되찾아 주기 위해 애쓰기만 할 게 아니라, 현재 이들이 할 수 있으며 꿈꾸는 것들에 눈을 돌려보는 건 어떨까? 그것이 더 아름답고 찬란하지 않을까?

소설 《엄마를 부탁해》[9]에선 엄마가 사라지며 이야기가 시작된다(제 눈에는 유독 치매에 걸린 여성, 엄마가 들어옵니다). 상황적 묘사를 통해 상태를 말한다. "서울역에 도착했다. 너를 서울에 데려다주러 온 엄마는 위압

9 신경숙 저. 창비. 2008.

적으로 내려다보는 빌딩도 무찌를 듯한 걸음걸이로, 오가는 인파 속에서도 너의 손을 꼭 꽉 잡고 광장을 걸어가 시계탑 밑에서 오빠를 기다렸다. 그 엄마가 길을 잃다니" 기억을 잃고 어딘가를 헤매고 있음을 이야기한다.

소설은 기억을 잃어버린 이후의 삶을 조망하고 있지는 않다. 인생을 살아가면서 붙잡고 있는 수많은 기억에 초점을 두고 있다. 그러나 소설이 아닌 실상에서는 기억을 잃고 어떻게 살아갈 것인지에 대해 분명히 알아야 한다. 나만 안 걸리면 된다는 안일한 생각 말고, 그들이 세상을 살아갈 수 있도록 지켜보고 알아야 한다.

소설에서처럼 치매에 걸린 사람들이 사라져 한참을 찾으면, 도저히 상상할 수 없는 곳까지 가 있는 상태에서 경찰이나 목격자에 의해 발견되는 일이 종종 있다. 어쩌면 수없이 걸으면서 진화해 왔다는 어느 이론에 걸맞게 미래의 진화는 과거의 퇴화이기에, 그렇게 과거의 진화 속에서 걷고 있는지도 모를 일이다.

기억의 바닥으로 갈수록 누군가는 걷고, 누군가는 계속되는 망각 속에서도 잊지 못하고 그리워한다. 글의 앞부분을 읽고, 뒷부분을 완성하는 문장 완성 검사라는 검사가 있다. 기억을 잃어가는 C가 "생생한 어린 시절의 기억은 엄마와 보던 감나무 사이의 하늘"이라고 했다. 내 기억의 전부는 엄마로부터 시작되었다. 엄마가 보고싶다. 기억 앞에 나를 놓으니, 늘 곁에 있어 무관심했던 소중한 이가 들어온다.

그들의 삶을 비추어서야 비로소 행복을 인생의 더 적절한 때로 미루고 있는 나의 습관을 바꿀 필요가 있음을 깨닫는다. 그러기 위해 나의 삶을 소중히 대하는 마음부터 키우자.

사라지고 피어오르는 연기
-심리와 중독 그리고 사랑

나는 눈에 보이지 않는 추상에 관심이 많다. 모호하면서도 분명함 속에 깃든 기저의 근원이 궁금하다. 한 가지로 정의될 수 없는 단어를 사랑한다.

심리검사, 심리평가, 보고서에는 수많은 심리가 등장한다. 심리란 뭘까? 심리가 품고 있는 용어들은 모두 개념 정의부터 필요하다. 하여 누군가에게는 그럴 수도 있고, 아닐 수도 있는 추상적 개념이 마음에 든다.

정의를 내리는 방식 중에서 Rosch의 원형적 접근[10]을 좋아한다. 학

---

10 Rosch, E. (1973). On the internal structure of perceptual and semantic categories. In T. E. Moore (Ed.), Cognitive development and the acquisition of language, 111-144. New York: Academic Press.

지의 정의 중 의견이 부합하는 이론으로 논리를 펴기 이전에, 과연 일상을 살아가는 한국 사람들이 눈에 보이지 않는 것에 대해 어떤 정의를 내리고 살아가는지를 보는 과정이 재미있다.

예를 들어 조류라고 하면 무엇이 떠오르는가? 참새, 비둘기와 같은 새들이 떠오르는가? 그러나 매일 동물원에 가서 펭귄만 본 이는 조류라고 하면 단박에 펭귄만 떠오를 수도 있다. 모두가 조류라고 하지만 그 안에 품고 있는 내용은 같을 수도, 다를 수도 있다.

모든 개념은 경험이나 겪는 상황에 따라 각기 다른 대표 이미지를 갖는다. 그렇다고 모두가 다 다르다면 개념 정의가 무슨 의미가 있겠는가. 그럼에도 문화, 집단에 따라, 작게는 살아온 환경에 따라 대표적인 이미지가 유사한 범위 안에 있다. 개인에게 물어볼 것은 개인에게, 집단의 개념이 궁금할 때는 테두리 안에서 살펴보는 데 유용하다.

지레짐작하지 않고, 물어보는 임상심리사의 방식과 닮아 있다. 사람마다 가지고 있는 생각의 차이와 깊이와 태도가 다르므로 안다고 여긴 것도 물어야 한다. 내 생각과 당신의 생각이 다르다는 근본적인 이해가 있어야 심리검사를 하고 평가하며 심리치료가 가능하다. 이러한 태도는 배척하지 않고, 보이지 않는 것들 속에서도 소중한 의미가 있을지도 모른다는 좋은 마음이 있다.

나는 '심리'라고 하면 '중독'이 떠오른다(오랜 시간 보고 배우고 한 덕일까요?). 산다는 건 사람의 마음을 매혹적으로 흔드는 사건과 만나는 일이다. 도저히 내 마음이나 의지로는 꺾을 수 없는 무언가로 이어지는 일이 자주 있다. 삶을 가꾸어 나가는 데 있어 중독을 생각하는 일은 좋다.

중독의 사전적 정의는 술이나 마약 따위를 지나치게 복용한 결과, 그것 없이는 견디지 못하는 병적 상태다[11]. 그렇다. 흔히들 중독이라고 하면 약물 중독을 떠올린다. 접착제, 메스암페타민, 필로폰과 같은 물질에 중독되어 갈망하고 통제 불능 상태에 이르는 것이라 여긴다.

중독은 어떻게 정의하느냐에 따라 이 글을 쓰고 있는 나도 그 대상이 될 수 있다. 나는 섹스, 음식, 일, 운동과 만나는 행동중독이 떠오른다. 행동중독은 특정행동을 적절하게 조절하는 범위를 벗어나서 임상적으로 문제가 나타나는 행위라 할 수 있다. 즉, 일상에 지장을 줄 정도여서 조절하려 하지만 통제력을 잃고 과도하게 반복하고 있다면 중독이다[12]. 중독 행위를 하게 될 때 우리는 끊을 수 없을 정도의 희열을 느끼게 된다. 그리고 이러한 희열을 계속 느끼기 위해서는 이전보다 더한 행위를 해야만 한다.

중독은 더욱 가까이에 있는 만족이나 즐거움을 쟁취하는데 더 몰두하는 이들에게서 관찰된다. 나만 해도 그렇다. 한번 핸드폰을 손에 쥐면 놓기가 아쉽다. 그리고 다음 날에도 또 하고 싶다. 몇 번 하다 보면 쉽게 습관이 형성된다. 일상에서 해야 할 것들은 뒤로 미루고 손바닥만 한 작은 화면을 보느라 여념이 없다. 단순히 핸드폰을 보는 행위는

---

11 국립국어원 표준국어대사전.
12 김교헌 저. 〈심리학적 관점에서 본 중독〉. 한국심리학회지. 2022;7(2):159-179.

나의 수많은 연결 회로를 바꾸어 놓는다. 자극적인 음식과 폭식, 시끄러운 감각 속에서 헤매게 된다. 두껍고 탁하고 냄새나고 건조하다. 중독은 이처럼 사람의 습성을 바꾸고, 겨우 헤어 나왔다고 여기면 다른 중독에 빠지기도 쉽다.

그러나 이렇게 안 좋은 습관 고리로 인한 중독으로 가기까지의 길은 얼마나 쉽게 적응되고 달콤하기까지 한가. 드러누워 남들이 짜 놓은 판 속에서 하염없이 눈만 뜨고 있으면 수많은 자극이 나를 에워싸지 않는가. 처음에는 시간을 정해 놓다가, 그다음에는 협상하다가 이내 늘어져 핸드폰만 보기 바쁘다. 다시 쓰는 몸을 만들기 위해선 스러지는 데 들어간 시간보다 큰 노력이 필요하다.

마음을 굳게 먹고 노력을 한다고 하자. 어떤 노력을 어떻게 해야 할까? 알코올 중독에서 벗어나는 가장 기본적인 방법은 조금만, 즐겁게 마시자는 게 아니라 금주다. 술을 입에 대면 조절하기 어려우니, 아예 차단하는 것이다.

그런데 행동중독을 바라보는 입장은 조금 다르다. 물론 대상에 따라 모두 적용하는 데는 어려움이 있겠으나, 분명 선용할 수 있는 길도 있다. 스마트폰 쳐다보는 게 나쁘니 무조건 하지 말라는 건 오히려 불가능해 보인다. 시간을 지키고 알맞게 쓴 자신을 다독여 주고 아껴 줄 수 있는 나를 만날 수 있다고 굳게 믿는다. 스마트폰을 하다가도 할 일이 있으면 마치 친구들과 놀다가도 엄마의 밥 먹으라는 소리에 우르르 집에 들어갔던 나의 어린 시절처럼, 자기조절할 수 있다.

세상에는 아름다운 중독이 있다고 믿는다. 자체로 목적이 되는 경험을 하는 것, 결과를 담보로 하지 않아도 되는 순수한 몰입이 가능한 것, 행여 벗어날 수 없는, 벗어날 필요가 없는, 취하면 취할수록 아름다워지는 중독이 있다.

다섯 살 M은 생물과 식물에 매료된 날들을 보내고 있다. 뜰채와 채집통을 가지면 하늘을 날아다니는 헤라클레스처럼 세상을 다 가진 듯한 용사가 된다. 매체도 동식물 이야기를 주로 본다. 베란다에는 갖가지 꽃, 채소 등을 키운다. 매료될수록 범위와 가짓수가 확장되지만, 모두 이로운 것들이다. 자연에 가까이 가는 만큼 밝게 빛난다. 다섯 살 아이의 자연과 어울림에 꺼리낌이 없는 생활은 깨끗한 환경을 머물게 할 최고의 연설이다. 이렇게 보면 중독과 몰입은 한 끗 차이인 것 같다. 중독을 정화하여 넣어 다니고 싶다. 그러다 헤매고 있는 사람을 만나면 살포시 뿌려 주고 싶다.

그런데 실상 중독은 실로 무섭게 느껴진다. 심지어 로맨틱하고 아름답게 생각하는 사랑에도 중독이 붙으면 아찔해진다. 사랑하는 사람이 생겼다고 생각해 보자. 온종일 그 사람만 생각난다. 함께 하고 싶다. 동틀 때까지 통화를 했지만, 부족하다. 이내 사랑하는 사람의 집 앞에 가 있다. 상대방을 갈망하는 것을 조절하기란 여간 어려운 게 아니다. 그러나 이상하다고 여기는 이는 없다. 오히려 로맨틱하고 아름답다고 생각하며 그런 대상이 있다는 것에 부러워하기까지 한다.

그런데 사랑에 중독이 붙으면 사회에서 용납할 수 없는 일이 벌어지기도 한다. 불륜, 삼정적인 헌신의 부재, 거절에 마음 아파하며 술을 들이켜며 마음을 삭이는 날들이면 오히려 다행이다. 목적을 저해하면 화를 내고 범죄로까지 이어지기도 한다.

스무 살에 시작하여 스물다섯에 멈춘 곳이 있다. 단순히 생활을 이어가는 수단 이외에도 많은 것들을 함께 했다. 그러나 사장의 도박중독으로 한순간에 그곳의 공간, 시간, 가상, 사회를 잃었다. 언젠가부터 나 홀로 가게를 운영하는 일이 잦아졌다. 그러다 한순간에 연락이 되지 않았다. 떼인 아르바이트비보다 마음이 떠난 들판에 있는 모든 것이 안쓰러웠다. 헤어지는데 드는 시간은 없었다. 잘못된 방향임을 알면서도 끝까지 가야했던 사장은 지금 어디에 이르렀을까. 사장은 도박에 중독되었고, 나는 그때의 시간들에 중독되어 한동안 아파해야 했다.

모두 한걸음 떨어져서 보지 못해 벌어지는 일이다. 한걸음 떨어져서 볼수록 불합리한 행동을 하는 나를 바라볼 수 있는 객관적인 힘이 세진다. 당장의 즐거움이나 만족감을 위해 달리는 경주마가 되어 미래의 나를 저버리지 말아야 한다.

그만큼 가깝다고 느끼면 본질보다 압도되는 경향이 있다. 숲과 나무로 설명하면, 나무를 보는 것은 세세하게 바라볼 수 있어서 좋지만, 나무들이 함께 있는 숲을 그리기는 어렵다. 이럴 때 숲을 먼저 보고 숲을 구성하는 것을 보면 나무만 볼 때보다 더 많은 것을 채워갈 수 있다. 지금 사람의 마음에도 그러함을 발휘하면 어떨까? 아픔을 공감하며 원시적으로 바라보는.

각자의 안에는 선생이 있다. 선생은 먼저 태어나 세상을 경험하고, 알려 주는 이다. 내 인생의 선생은 나와 함께 길을 걸어가느라 미리 알지 못하고 어수룩하지만, 나에 대한 마음은 진심이다. 나를 아껴 주는 날들을 만끽해야 한다.

사랑하는 이가 어둠 속에서 빛을 발하며 오랜 시간 핸드폰만 쳐다보고 있다면 어떤 마음이 들겠는가. 아끼는 이가 밥 먹는 것도 잊고 어렵게 모은 돈과 시간을 무언가를 잃는 데 쓴다면 얼마나 한심하고 가엾겠는가. 다짐하자. 사랑하는 나를 지키겠다고. 어려운 일이지만, 이것만큼 쉬운 일도 없다.

심리는 중독으로, 중독은 사랑으로, 사랑은 마음으로, 마음은 세상으로 모두 연결되어 있다. 눈에 보이지 않는다는 건 이렇게 아름다운 것이다.

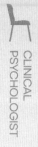

(제6장)

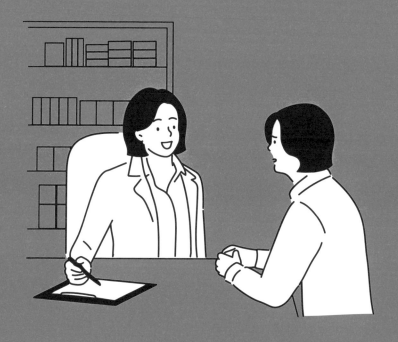

대학병원
생활

임상심리사로 살아남기
-임상심리사 고용 형태

직장 세계에선 대단하지도 않은 일이 쉬이 오지 않는다. 내려앉은 가슴이 제자리를 찾지 못한다. 경력을 쌓는다는 마음으로 왔다. 가볍고 산뜻한 내 마음과는 달리 나를 맞아 주는 것은 거북하고 괴로운 일들이었다. 내 마음 자세가 잘못되어 그렇다고 보기에는 석연찮게 흘러가는 일들의 연속이었다.

꽤 오랜 시간이 지나도록 근무복을 받지 못했다. 근무복을 주지 않으면, 입지 않으면 되는데 성실하게 준비해 갔다. 나름대로 정성들여 손빨래했지만 점점 누레진다. 누렇게 되는 건 비단 가운뿐만이 아니다.

출근 시간보다 한 시간 이른 시각에 매주 회의에 참석했다. 자리도 없어 이리저리 끼여 앉는다. 왜 그곳에 앉아 있어야 하는지 나를 구성원으로 생각하는지조차 의심스럽다. 아침부터 하찮은 물건 취급받는 현장에 서 있다. 그런 마음을 달랠 새도 없이 환자를 맞는다.

심리 검사량이 대단했다. 밤이고 주말이고 없이 흘러갔다. 학회에서 수련 시간으로 인정되는 심리검사 시간을 참고해서 살펴보면, 심리검사 후에 채점 및 보고서를 쓰는 시간까지 포함해서 풀배터리 기준으로 하루 8시간의 노동으로 계산하고 있다. 어느 정도가 평균적인 검사량인지 십 년 정도가 흘러서야 알았다. 인생의 큰 물음표를 가지고 살아가면서도 조직 안에서는 그저 순응하는 것밖에 할 줄 모른다. 쉽게 사람을 믿어 버리는 습성이 매번 같은 행동을 반복하게 한다.

검사의 질적 분류를 떠나서, 임상심리사가 하루에 검사할 수 있는 적정량은 한 명 정도이다. 심리검사 외에도 치료, 교육, 행정 등 많은 일들이 기다리고 있기 때문이다. 의사 한 명이 하루에 한 명의 심리검사를 의뢰를 한다고 치자. 의사가 임상심리사보다 많다고 하면, 당일에 심리검사는 이루어질 수 없는 구조이다. 빽빽한 숲처럼 들어찬 검사 일정을 보고 있노라면 아찔한데, 더 넣어 달라고 아우성친다.

건물에 들어서면 허름한 문의 계단을 한참 밟고 올라간다. 통로 한편에 보이는 화장실 옆, 창문조차 없는 하얀 방에 내가 있다. 지속된 공사로 인한 소음, 검사실로 유입된 본드로 인해 파손된 개인 물품들, 이루 말할 수 없는 인내를 키워야 한다.

쾌적한 환경, 이로운 근무 시간, 넉넉한 월급은 없었다. 그런데도 그곳을 버텼다. 왜 나는 이곳에서 임상심리사로 남아 있을까? 여러 임상심리사를 만났다. 전문적인 수련을 받고 희망을 품은 채 직업전선에 뛰어들었다. 그러나 대우는 생각보다 좋지 않았고, 직업에 대한 만족도도 낮아졌다. 빡빡한 스케줄과 반비례하는 처우, 견디지 못하게 하는 사람들. 당연히 이직률이 높고, 이런 대우를 받느니 차라리 센터를 개소하는 게 낫겠다고 여기는 이도 있었다. 혹은 결혼하고 더 이상 이 길을 걸어가지 않는 이도 여럿 봤다. 임상심리사로 살아가는 길이 희망차고 보람 있는 일만 있다고 여기는 이들이 이 글을 읽고 있다면, 미안하다. 그렇지만은 않다.

그곳에 내가 있다. 물론 이런 처우는 임상심리사만의 문제가 아니다. 그래서 임상심리사가 아닌 사람이 이 글을 읽더라도 자신을 비추어 보게 되는 이야기일 거다. 이러한 사정을 모르는 밖에서는 좋은 곳에서 일한다며 부러움 섞인 표정과 절대 그곳에서 나오지 말고 정년까지 잘 버티라는 말을 한다.

그러나 일을 한다는 건 일하는 장소나 환경이 중요한 것만은 아니다. 내가 즐길 수 있고, 무엇을 가치에 두고 일하는가가 중점이 되어야 한다. 나를 이곳에 있게 한 건 어려움을 뛰어넘은 무언가로부터였다.

환자들과의 만남. 환자를 통해 내가 있고, 나를 통해 있을 환자들의 몫이 컸다. 나는 내 일을 꽤 사랑한다. 직업을 이어가는 이유는 돈을

벌기 위해서이기도 하지만, 내 직업의 가치를 믿고 있기 때문이기도
하다.

 임상심리사라는 직업을 사랑하는 이들을 위해, 그들의 직업전선이
매일 꽃길은 아니더라도 가시밭길은 되지 않기를 바라는 희망을 늘 품
고 있다. 그런 의미에서 현재 국가에서 임상심리사를 채용하는 들쑥날
쑥한 모양을 이야기해 보고자 한다. 한때 임상심리사가 되는 허들을 낮
추고, 더욱 안정적인 자리에 임상심리사를 채용하던 때가 있었다. 그러
나 이내 계약직으로 채용하는 비율이 현저히 높아져 가고 있다.

 누군가는 막상 채용하고 났더니, 일을 못 해서 그런 거 아니냐고도
한다. 만약 그렇다고 하더라도 이것이 과연 임상심리사 개인만의 문제
였을까?

 회사에 취직한다고 생각해 보자. 그러면 신입은 선임에게 회사 돌아
가는 사정을 배우고 직업전선에 녹아들어 간다. 그런데 임상심리사는
입사하자마자 아무도 없는 곳에 달랑 하나 뽑아 놓고는 경력직이라며
알아서 하라고 하는 경우가 많다. 그렇다. 애초에 가능하지 않은 시스
템을 만들어 놓고 잘 돌아가지 않자, 임상심리사의 책임으로 전가하는
일은 제대로 굴러가지 않는 자전거를 주고 잘 타는지 보자고 감시하는
것과 같다.
 애초에 없던 자리를 만들었던 것이기에 기존에 있던 타 직군에서도

무엇을 어떻게 알려 줘야 할지, 어느 정도 훈수를 두어야 하는지도 모호한 상황일 것이다. 독립적이지도 존속되지도 못한 존재를 만들어 버린 것은 개개인의 임상심리사가 아니다.

정원이 하루아침에 생겨나지 않듯 임상심리사의 세계도 마찬가지다. 임상심리사의 마음을 가지고 깎아 세우기보다는 바라는 삶을 상상하고 좋아하는 것들을 곁에 하나씩 늘려가며 관계의 기억을 자기 삶으로 만드는 일을 함께해야 한다. 그래야 지난한 시간을 버티며 혼자인 듯, 혼자가 아닌 듯 자신의 몫을 채워나가는 임상심리사로서의 삶이 있다. 그렇게 되는 데 꽤 오랜 시간을 헤맬 것이다. 이러지도 저러지도 못하고 남아 있는 이름 모를 풀처럼 보이기도 할 테다. 그래도 그 속에서 꽃이 피어나리라 믿는다.

기관의 구성원으로 살아가기
-처우와 개선의 일기

병원 직원 중 임상심리사의 수는 매우 적다. 입사 당시 누군가의 자리에 들어온 게 아니라 한 명의 인원이 늘어 채용된 것이었음에도 세명이었다(지금은 열 명 남짓으로 늘었어요). 정신건강의학과에만 임상심리사가 있는 것이 아니라 신경과, 재활의학과 등 심리사를 필요로 하는 곳도 많아졌다.

심리사는 대학병원에서는 보건직에 속한다. 의사직, 간호직, 간호조무직, 행정직, 원무직, 기술직을 제외하고는 대부분 보건직의 테두리에 들어간다. 의사직에는 의사가, 간호직에는 간호사가, 간호조무직에는 간호조무사가 있지만 보건직에는 물리치료사, 방사선사, 임상병리사, 작업치료사, 언어치료사 등의 여러 직종이 있다.

두 사람만 모여도 관계는 비대칭으로 흘러간다. 하물며 연인 사이에서도 더 사랑하는 쪽이 있다. 그러나 직업 세계에서는 사람 사이에 높고 낮음을 두지 않기를 바란다. 각자는 사회적 역할이 다를 뿐 모두 다같은 동료다. 병원이 특정 직종을 중심으로 돌아가는 게 아닌 모든 이들을 아울렀으면 좋겠다. 모두가 병원의 직원이고, 각기 자신의 자리에서 아름다운 사람이다.

나와 같은 생각을 하는 이가 많아져야 행여 나쁜 마음을 먹는 이들의 마음에도 사람을 사람으로 보는 태도가 생긴다. 이를 읽고 진부하다고 느끼는 이들은 생각해야 한다. 당연한 사실을 편견이 우위에 두고, 열등의식을 만들어 자신을 스스로 낮게 하지는 않는지, 자신은 어떤 사람인지.

통상 임상심리사는 입사할 때 배정받은 과에 들어가면 이변이 일어나지 않는 한 정년까지 그 과에 존속한다. 과와 잘 맞으면 상관이 없는데, 그렇지 않은 경우는 고역이다. 방도가 없다는 답변을 듣기 일쑤다. 소수 직종이 회사에 녹아들어 함께 어울릴 방안을 생각하는 일을 게을리하지 않았으면 좋겠다. 소수 직종도 모아 놓고 보면 그 수가 적지 않다. 관심을 주지 않고, 병들어도 방치하는 것은 그 회사의 미래를 보여준다. 목소리를 내지 못해 그러는 게 아니다. 회사를 믿고 기다리는 거라 생각하면 그럴 수 없는 행동이다.

임상심리사의 대학병원 급여는 통상 공무원 급여 체계를 따른다고 보면 쉽다. 개인병원은 채용 전에 어느 정도의 연봉을 줄 것인지를 공고에 적는다. 갈수록 임상심리사가 되기 위한 길은 고되지만, 실상 임상심리사가 되고 나서 받는 급여는 그에 합당하기는커녕 이게 말이 되냐며 항의해야 하는 수준의 급여를 주는 곳도 있다. 그러면서 터무니없이 높은 스펙[1]을 원한다.

학회는 자격을 취득하고 난 뒤 임상심리사의 삶을 보장하기 위한 움직임을 지속해줬으면 좋겠다. 매년 학회비를 내며 뿌듯한 마음은 아니더라도 아까운 마음은 안 들었으면 좋겠다. 임상심리사가 되는 길이 어려운 만큼, 그만큼의 삶을 이루어나갈 수 있는 장이 보호되었으면 한다.

오늘도 마음이 쓰이는 이들에게 따뜻한 인사 한 번 더 건네고 웃으면서 하루를 물들여간다. 노력한다. 언젠가는 각기 다른 여러 가지 모양과 빛깔의 사람들이 빚어내는 하모니를 들을 날이 오리라 믿는다.

---

1 spec. 직장을 구하기 위해 필요한 학력, 학점, 토익 점수 따위를 합하여 이르는 말.

임상심리 실무자로
있습니다

텅 빈 마음을 채워 심리실 문을 연다. 나이 불문, 아픔을 짊어진 환자가 들어온다.

사람은 살아가면서 어떠한 역할을 맡는다. 그런데 자신에게 적합하지 않은 역할, 내 능력을 넘어서는 역할을 맡게 되었다고 가정해 보자. 힘든 것은 차치하고서도 나로 인해 다른 사람들이 피해를 보게 된다. 보는 이도 고역이다. 따라서 어떤 과제를 시작하기 전에 그 일이 자신에게 적합한지 깊이 생각해 보자. 나는 임상심리 실무자다.

임상심리사는 크게 수련감독자, 실무자로 나누어 볼 수 있다. 수련감독자는 수련생을 지도 감독하는 역할을 주로 한다. 수련생의 심리평가보고서를 수정하고, 심리치료를 비롯한 것들을 교육한다. 반면, 실무자는 매일 환자를 만나 심리검사를 한다. 나에게 맞는 그릇을 고르는 일은 스스로를 한계 짓기보다는 그곳에 담길 음식을 정갈하게 담아 기분 좋게 보는 행위다. 오랜 시간 검사를 해나가려면 스스로가 검사에 태만하지 않은 자세가 중요하다.

심리검사를 하는 일은 도면을 읽어 내려가는 일 같다. 아무리 그 집에 오래 살고 있어도 집의 구조를 모른다면 집에 대해 정확히 알고 있다고 장담할 수 없다. 심리검사도 마찬가지다. 심리검사라는 도면 속에서 이를 읽어내지 못한다면, 행위에서 의미를 찾기는 어렵다.

경건한 마음으로 심리검사에 임한다. 집도의가 수술 전에 정성스럽게 손을 씻듯이 나는 화장실에 간다. 심리검사 전에 화장실에 가는 것은 필수 작업이다. 그래도 도중에 가고 싶을 때가 찾아오는데, 그럴 때는 용사처럼 꿋꿋이 참는다. 화장실에 가고 싶다고 끊을 수 있는 마음이 아닌 걸 알기 때문이다. 누군가의 묵직한 이야기를 듣고 난 후엔 빨리 자리를 뜰 수 없는 법이다. 듣는 일은 최선을 다해 앉아 있는 일이다.

나는 그들에게 가면을 쓰지 않으려 한다. 적당한 가면을 만들어 쓰고 있어야 직업 세계에서 버틸 수 있다고 한다. 그러나 직장 동료들을 만나기 위해 회사에 오는 게 아니라, 일상의 정전 상태에서 소리 없이 울부짖으며 고통이 기어가는 사람들을 만나기 위해 있는 것이다. 하여 스스로 가면을 쓰지 않아도 나답게 산다는 게 무엇인지 늘 고민하고 닦는다. 가면을 쓰지 않아도 환자를 만나는 세계에서 나로서 살아갈 수 있는 태도를 지니기 위해 노력하기로 했다. 그들의 곁에서 움츠려 있는 씨앗을 발견하고 물을 주는 일을 하고 싶다. 그들조차 낯선 길을 헤매지만, 언젠가는 빠져나가길 기도한다.

심리검사를 한 날에 바로 심리평가보고서를 쓰기는 어렵다. 심리검사 후 결과를 듣기까지 약 일주일 정도의 시간을 준다. 그 시간 안에 채점하고 심리평가 보고서를 부지런히 쓴다(당일에 검사 결과를 받아보는 환자들도 가끔 있어요).

표면적으로 보이는 업무는 심리검사이지만 그 밖에도 할 일이 많다. 수가가 개편되면 배터리 및 수가 코드 정리를 해야 한다. 검사 예약관리, 실습 관리, 검사 도구 및 검사지 관리, 강의, 그 밖에 요청 업무 처리 등 많다.

사실상 풀배터리를 당일에 결과 내는 병원은 없으리라 생각한다. 그래도 최대한 빠르고 정확하게 보고서를 올리려고 노력한다. 그것이 병원, 환자, 나에 대한 의리라고 생각한다. 내가 좀 더 부지런히 움직이면 지킬 수 있다. 누군가를 좋아하면 확실히 무리하게 된다.

누가 알아준다고 해서 일하는 것은 아니지만, 몰라주는 것을 넘어 일방적인 비난을 받을 때는 마음이 아프다. 나의 성실성이 점수로 매겨지는 것도 고역이다. 열심히 했는데, 평가 점수가 나쁘면 화가 나고 우울해진다. 점수에 울다가 웃다가 하는 약함을 눈앞에서 마주하는 일을 견디기 어렵다. 혹여 부정적인 의견을 직접 듣기라도 하면 분하다. 열심히 해왔다고 자부하기에 더욱 그러하다. 그런 것에 감정을 움직여 봤자 해야 할 일은 변하지 않는데도 말이다. 누군가는 알아주겠지 하고 바라는 일이 사치가 되어간다.

그럴수록 단순해지려고 한다. 나를 바라보는 수많은 사람이 있다. 그 수많은 사람은 각자 자기 세계 안에서 나를 바라본다. 눈앞에 놓여 있는 물병조차도 내 앞에 놓여 있는 모습과 다른 각도에서 바라본 모습이 다를 수밖에 없는 것이 인생이다.

상황이나 입장을 고수하는 이들, 편협한 사고로 나를 자로 재고 규정하려는 이들에게 오히려 한쪽에서만이 아니라 여러 각도에서 바라보고 본질을 알 수 있는 나에게 따뜻한 미소를 지어 주어야 한다. 그러니 그러한 때는 그들의 잣대에 속상하고, 울고, 침체한 그들이 바라는 모습으로 있을 때가 아니라 나를 더 소중히 여겨야 할 시간이다.

소중한 마음을 담아 살짝 속삭여 본다. 귀담아듣지 않았던 내 목소리가 애틋하게 다가온다. 마음의 핑계에 사악함을 내어 주는 일을 하지 않는 노력이 필요하다.

소위 심리검사 기계로 지내는 일은 결코 만만치 않다. 쉽게 지치기 마련이다. 그런 때 학문이 많은 도움이 된다. 다른 관점의 포용적인 인간으로 성장하게 한다.

자기가 속한 집단이 수용한 것만 선택적으로 보거나 느끼거나 생각하기 마련이다. 어느 집단에 국한되어 그곳에서 만들어진 생각과 방식으로 세상을 바라본다. 스스로 판단하고 행동하는 자율적인 주체라고 믿고 있지만, 사실 그 자유는 상당히 제한적이다. 그래서 잘하는 걸 더 잘하게 하기 위한 선택보다 바라보는 작업이 필요하다. 순수함은 나를 이롭게 한다. 배우는 것에 아름다움을 느낀다. '해 봤더니 해볼 만했어'라는 말은 아직 나오지 않는다. 그러나 이 선택이 아니었으면 절대 만나지 못했던 나를 보았다.

삶도 마찬가지다. 자신이 가던 길만 가면 그 길에 안착하여 그것만 본다. 그 틀로 바라본 세상은 편협할 수밖에 없다. 세상을 이해할 수 있는 틀로 바라보려면 우리는 많은 것을 경험해야 한다. 그래서 때론 낯선 곳에서의 시간이 필요하다.

일할 때의 나는 일을 하지 않는 나보다 더 나은 사람이 될 수 있다고 믿는다. 이왕 사람이 일해야 한다면 어딘가에서는 의미 있으면 좋겠다. 나는 이 일을 할 때 내가 가치 있는 사람이라고 느낀다. 그러니 타인이 내리는 평가에 슬퍼할 필요가 없다. 누군가 아픈 사람을 어루만져야 한다면 내가 그러고 싶다.

나는 환자를 만나고 치료하는 심리사다. 그 길 위에 있고 싶다. 무엇을 우위에 두는지에 따라 삶의 방향이 달라진다. 무리 속에서 누군가를 밟고 득의만면하기보다 삶의 가치를 생각한다. 그런 임상 심리 실무자들이 많아졌으면 좋겠다. 심리검사에 치여 쓰러지고 그만두기를 반복하는 게 아닌, 오래토록 할 수 있는 곳이 되길 희망한다.

직업을 가진 이들의
정신건강을 위하여

어떤 책에서는 하던 일을 과감히 그치고 보니 오히려 유쾌, 상쾌, 통쾌했다고 한다. 그런데 직장에서 벗어난다고 해서 그런 삶만 펼쳐지는 건 아니다. 묵묵히 살아가는 사람들이 훨씬 더 많다. 그래서 직장을 그만두라고 말하기보다는 이들의 목소리에 귀를 기울이고, 이들의 웃음을 더 보는 날들이 많아지기를 바란다.

자신이 후회의 삶이라 여겼던 그래서 포기했던 원래의 삶도 다른 이에게 희망을 주며 의미 있는 삶임은 타인을 통해서는 쉽게 알 수 있다. 가족이 있고, 이웃이 있고, 미래가 있는 자기 삶을 영위해야 한다는 것도 안다. 그런데 이것을 자기 삶으로 끌어들여 오지 못하고, 모른 채 살아간다. 삶을 온전히 바라보고 희망을 찾으면 세상이 달라진다는 이 단순한 명제를 놓아 버린 채 살고 있다.

일요일 오후, 겨울을 재촉하는 비가 내리고 소파 테이블 위에 놓인 귤을 까먹는다. 무엇을 먹어도 사라지지 않는 마음속 허기를 느낀다. 도래할 시간 앞에서 막막해짐을 어찌하지 못한 채로 회사에 나가길 반복한다.

충분한데 행복하지 않다. 왜 그럴까? 많은 것을 가지고도 느낌 없는 길을 걸은 지 오래다. 충분한 것만으로는 이미 부족한 사람이 되어 버렸다. 좋은 직장에 다니면서, 사랑하는 가족과 함께 있으면서 왜 힘들어할까. 그렇게 힘들어 울다 주변을 보면, 온통 이러지도 저러지도 못하고 울고 있는 우물 안 개구리들. 우리는 왜 이러한 곳에 제 발로 걸어 들어와 울어대고만 있는 것일까.

안다. 누군가를 밟기 위해 시간을 쓰며 인생을 사는 이들이 곳곳에 도사리고 있다는 것을. 비방과 비난이 난무하는 곳에서 아무렇지 않은 척 애쓰지만, 마음속은 수없이 떨어져 나가고 흘러내린다는 걸. 결국 스스로 밟혀도 되는 존재가 되도록 놓아 버리고 만다. 회사에 나가기 전날이면 잠이 쉬이 오지 않고, 이 마음이 언제쯤 증발하는지 보라는 양으로 베개를 적시는 일이 반복된다. 분명 응원하는 이들이 존재함에도 비난하는 이들로 인해 마음 졸이며 아파한다.

아무리 열심히 해도 누군가는 나를 비난한다. 그때 내가 할 수 있는 것은 묵묵히 일하는 것뿐이다. 직장 내 폭력. 나만 안 당하면 된다는 생각, 내가 안 당하려면 다른 사람에게 화살을 돌려야 된다는 생각으로 살아가는 사람들이 종종 있다. 당하는 이는 그저 이 또한 지나가기를 바랄 수밖에 없다.

　폭력은 하루아침에 일상을 뒤로 돌려 버린다. 자신이 사는 세상이 전부일 거라는 오류를 모든 인간이 가지고 있어, 더 벗어나기 어렵다. 그런 때일수록 임상심리사로서, 학문을 하는 이로서, 이 세상을 살아가는 사람으로서 내가 보는 것만이 사실이 아니라는 걸 늘 경계하려 노력한다. 그래야 삶을 유연하게 바라볼 수 있다. '그게 전부가 아닌가 보다' 하는 생각의 두드림이 반갑다.

　내 삶과 같은 조건에 놓여 갈피를 잡지 못하고 있는 사람들에게 말한다. 해묵은 것은 그대로 둔 채로 새롭게 바라보는 자기 눈을 키우자고. 해묵은 것을 모두 버리고 새로운 사람이 될 생각은 이제 그만하자고. 나를 괴롭히는 대상은 영원히 그 자리에 있을지도 모른다. 그것을 바라보는 내가 달라져야 약간 옆으로 비켜서서 내 갈 길을 갈 수 있다.

　모두가 병들었는데 아무도 아프지 않다는 표정으로 일상에 들어와 있다. 이렇게 굴러가는 것이 맞나 싶을 만큼 다들 힘들어한다. 억압의 세계를 견디고만 있다.

내가 상대를 믿어야 상대도 나를 믿는다는 말은 여기선 통하지 않는다. 비를 맞아야 뿌리가 튼튼해진다는 말은 사람의 마음에 생채기를 내는 것에는 가벼이 쓸 수 없는 말이다. 상처는 곪고 곪아서 터져 나오기 일쑤다.

그러니 비바람이 불 때 나에게 말을 걸 수 있는 장치가 필요하다. 내가 그 사람들과 함께 인생을 살아감에 참담해 하지 말고 어디를 보고 가느냐를 생각해야 한다. 그것이 인생을 결정한다. 무엇보다 중요한 건 자기 자신을 믿는 일이다. 누가 뭐라고 해도 나의 길을 걸어갈 수 있는 용기를 키워야 한다. 환경을 바꿀 수 없다면 이겨내기 위해 나를 바꿔야 한다. 내 안의 마음을 보듬는 일이 중하다.

내가 그리고 당신이 진정으로 원하는 것은 절망으로 몰아가는 어둠 속에서도 싹을 트고 줄기를 뻗을 용기이다. 그 용기를 얻기 위해서는 표면적인 해결책이 아닌 자신의 마음을 들어 줄 누군가가 필요하다. 그런 용기가 필요한 사람들이 나를 찾아온다. 그래서 "내 일하기에도 바빠요"라고 그들을 내치기엔 이것이 처음이자 마지막일지도 모른다는 생각으로 응하게 된다. 언제 들어올지 모르는 공격에 싸울 준비를 하지 않아도 될 곳이 있다는 것은 얼마나 큰 행복인가. 그리고 그들은 현실의 어느 것 하나 바뀌지 않았음에도 스스로 성장하고 내면을 치유하여 밝은 모습을 되찾아 다시 자신의 길을 찾아 나선다.

지금으로도 충분하다고 깨닫게 해줄 누군가와 장소는 바로 여기에 있어야 한다. 힘듦을 대신해 달라는 것이 아니라 그 힘듦에 경청할 사람이 필요하다. '그만 거기에서 나와라. 더는 그곳에 머물지 마라. 우리 같이 살자'라고 말해줄 곳. 수많은 깨닫고, 뉘우치고, 한탄하는 이어짐 속에서 나를 일으켜 줄 불씨 하나를 바라는 것이다. 당신에게 조금이나마 행복의 반짝임을 던져 주고 싶은 소망을 가지면서 나도 다시 삶으로 들어간다.

내가 근무하는 곳에는 직원 정신건강센터가, 심리학자가 있어야 한다. 그리하여 삶에서 일어날 수 있는 정신적·육체적으로 경험하는 그늘과 빛깔의 연주가 조화로워질 수 있어야 한다.

완벽한 사람은
없다

일상이 바삐 흘러간다. 일상이 그리 흐르는 게 아니라 내가 만든 거라는 걸 알면서도 쉬이 놓지 못한다. 그럴 때 아이는 '엄마 나 여기 있어요'라고 손짓하듯이 내 걸음을 멈춰 세운다. 바람, 햇살, 꽃을 맞으며 살아가는 아이가 있다. 곁에 있는 것뿐인데도 현실의 빛을 선사한다.

애초에 기적이란 없었다. 기적이라는 건 일어날 가능성이 없는 거였다. 일어난 일은 세상이 변해서라기보다는 내가 변하여 발견하는 일을 게을리하지 않았기에 가능하였으리라. 그 몫을 이 세상의 아이들이 해내고 있다. 그들의 바른 생각이 마음을 적셔 온다. 그리하여 벌레를 물어와 새끼 새의 입에 넣어 주는 일은 세상을 겸허히 받아들이게 한다.

회사에 다니는 동안 아이의 역할 놀이에서 나는 이랬다. A가 B에 일방적으로 말한다.

"엄마 회산데 왜 여기로 와? 엄마 회사라고. 엄마는 회사 가고 넌 어린이집에 가는 거야… 엄마 잠깐 나갔다가 올게. 금방 갔다 올게."

아이와 함께 있지 않으려고 회사에 가는 게 아니다. 그러나 아이의 마음속에 엄마는 회사에 있고, 자신은 그곳에 갈 수 없고, 어린이집에서 알 수 없는 시간을 기다려야 된다. 아이의 말 하나하나가 아프게 다가온다.

직장에 다니면서 아이들을 양육하는 소위 '직장맘'이라고 불리는 여성들은 마음속에 죄책감 한 줌을 늘 쥐고 산다. 여러 연구에서도 그리고 직장맘들이 많은 비중을 차지하는 나라에서도 여성들이 출산 후 직장을 다니는 것이 양육의 질을 떨어뜨리지 않는다는 이야기를 한다. 그러나 엄마가 되고 보면 작은 것에도 죄책감이라는 씨앗을 키우고 만다.

온전히 엄마로 존재한다는 건 어떤 것일까? 결혼, 출산, 육아 등 사회 속 여성의 과업을 이루어나가는 것은 어떤 의미일까?

첫 아이를 갖고 출산하는 날까지 회사에 갔다. 아이가 백일도 되기 전에 다시 출근했다. 아이들 등원시키고 부랴부랴 출근하는 일이 일상이었다. 휴가 때도 아이들을 데리고 병원에 가거나 하지 못했던 절차를 하기에 급급했다.

휴직하고도 한동안은 정신을 차리지 못했다. 몇 달이 흘러서야 겨우 사람 구실을 하게 됐다. 세상을 바라보는 태도를 다시금 찾아가고 있다. 이것을 원동력 삼아 단단하지 않아도 되는 내가 있음을 알아가고 있다. 나는 나대로의 길을 걸어갈 것이다.

하교 후 아이와 함께 학교 근처 놀이터에 간다. 볕이 내리쬐는 벤치에 앉아 있다가 문득 내가 아닌 이질감에 뭉클해진다. 일을 할 때는 직업생활과 가정생활이라는 두 개의 큰 바퀴가 굴러갔었다면, 휴직을 하고 나니 한 개의 바퀴에 초점을 맞추면 됐다. 왠지 마음이 편하다. 그렇다고 내가 이 시간을 평생 지속하지 않으리라는 것을 안다. 다시 일을 하게 됐을 때는 일로 인해 아이에게 죄책감을 느끼지 않을 수 있는 시간을 채울 수 있었다.

으레 심리학을 하는 이들은 육아도, 가정도 모두 좋은 본보기로 살아갈 것 같은가 보다. 직장생활도 아름다운 꽃밭으로 만들어 버리는 힘을 가지고 있다고 여긴다. 그러나 실상은 그렇지 않다. 아이가 학교에만 가면 멀쩡하던 배가 아파서 보건실에 여러 차례 가고, 급기야 조퇴하고 집에 와야 하는 일이 장기간 지속됐다. 남편이 던지는 작은 말들이 생채기를 낸다. 회사에서도 그리 잘 지내지 못했다. 아이, 남편, 회사 생활이 모두 갈수록 태산인, 오히려 조금 어수룩한 사람이다.

그런데도 다른 점 딱 하나. 나는 서툰 나를 싫어하지 않는다.

한때 나를 수없이 의심했다. 불행을 담담하게 받아들일 수 없는 일들이 들이닥쳤다. 나의 위태로움을 꺾어줄 수많은 웃음이 있었지만 불행을 주워 담기에 바빴다. 삶에 대한 의지가 느슨해질 대로 느슨해졌다. 누군가를 미워하는 힘으로 버티려고만 했다. 감히 그때를 성장할 시기였다고 말하지 못하겠다. 얼마나 좋은 일이 일어나려고 그러냐는 마음으로 바라보지 못하겠다. 불완전하게 슬퍼하기를 반복했다.

날이 더워지니 모기가 기승이다. 욕실 배수구에서 모기가 올라온다는 말을 듣고 며칠간 욕실 문을 닫았다. 그러자 곰팡이가 기세를 떨치며 타일 사이사이를 잠식해 지워지지 않는 얼룩으로 남았다. 그렇다고 모기가 없어진 것도 아니었다. 결국 시간이 흘러 추워지고 나서야 모기의 횡포에서 벗어날 수 있었다.

나의 어떤 행동이 무엇도 막을 수 없을 때가 있다. '이러면 좋겠지' 했던 내 선택지가 다른 멍울을 만들 때가 있다. 슬픔을 지속시키지 않기 위해 수많은 선택지를 지운다. 실상은 어떤 걸 선택하느냐가 중요한 게 아니라 지금의 마음을 소중하게 생각하고, 바라보려고 노력하는 것이 중요하다.

움츠린다. 그러나 스러지지는 않았다. 위를 바라보던 눈을 감고 아래로 더 아래로 눈을 돌린다. 나를 감싸고 있는 본질을 바라본다. 본다는 것은 언젠가 행할 나의 미래까지 보게 한다. 그것이 세상을 이롭게 하지는 못하더라도 내 마음은 이롭게 해 줄 거라 믿어 의심치 않는다.

올망졸망 곰실곰실

그해 여름, 혼자만의 겨울 섬에 갇혀 있었다. 녹여 줄 눈물이 필요했다. 글 쓰는 시간이 고독을 버리고 나로 있게 했다.

책을 구성하고 출간하기까지 몇 년이 흘렀다. 기억을 거쳐 글을 쓰고 책으로 살아났다. 나에게 글이란 거듭 탈피하는 과정이다. 반복되는 숱한 날을 보내고 세상에 나오는 일은 좋다. 살아있음을 느낀다.

출판 계약을 알리자 친구 M은 "축하해. 꿈을 이뤘구나"라며 기뻐했다. 이십여 년을 애정해 온 그는 내 꿈을 기억하고 있었다. 덕분에 감흥 없이 무미건조한 말투와 표정 안의 나를 보았다.

스무 살의 나는 꿈을 꾸는 자체를 사랑했다. 나로 살길 소망하는 다른 이름, 꿈. 자체로 존재하는 꿈이 아직 있었다. 아름다운 날들이 다시 찾아왔다. 하고 싶은 일을 하기 위해 걷고, 수영하고, 요가했다. 음식도 잘 챙겨 먹었다. 글을 쓰는 동안의 '하루'는 모두 좋은 일들이었다고 깊이 긍정한다.

글과 기획 의도 간에 합을 찾는 날이 잦았다. 처음에는 의도에 부합하려 할수록 내 글이 빛을 잃는 듯 애처로웠다. 그렇다고 내 의견을 고수할 확신도 서지 않았다. 확신을 가지려면 더 알아가려는 인내가 필요하다. 시간을 내 직업전선을 재탐색했다. 그러자 인생의 반을 함께 한 전공 앞에서 내 마음만 봐 달라고 아우성친 것 같아 창피해지기 시작했다.

내 마음을 온전히 보여 주지 못해 안타까워할 일이 아니었다. 아는 것도 다시 보면 더 배울 것이 있다. 덕분에 내가 가지고 있는 생각이나 의미를 이야기하는 선에서 필요한 전공과 지식을 이야기하기 수월했다. 업을 이해할 수 있는 선에서 그려 넣었다. 마음을 연 덕분에 더 지혜로워졌다.

전공자들만 알 수 있는 용어 대신 누구나 알 수 있는 말을 쓰려고 최대한 노력했다. 간혹 나조차도 '이 정도는 다 알 거 같은데…' 하는 용어에 대해서도 간단하게나마 설명했다. 아직 이 세계를 알지 못하는 이들도 충분히 부담 없이 받아들일 수 있는 선에서 썼다.

글 속의 사례는 실제 이야기가 아니다. 문제가 될 부분은 최대한 나타내지 않으면서도 의미를 논하기 위해서 각색하였다. 특정 기관, 학회를 지나치게 염두하여 보기보다는 본질을 함께 읽어 갔으면 좋겠다. 허구와 창작의 어디쯤에 있는 이야기가 잘 녹아들었기를 바란다. 실제 공간에서 벌어지는 있음직한 이야기를 구성하는 건 또 다른 재미였다. 다시 느낀다. 글을 짓는다는 건 글 속에 존재하는 사람을 그리는 일임을.

심리사법을 비롯하여 내부적으로는 민감하지만, 외부에서는 잘 모르는 내용에 대해서도 간략하게나마 이야기하고 싶었다. 부족하고 미흡하고를 떠나 아는 사람이 많아져야 더 나아질 거라 믿는다. 어디든 허와 실은 있다. 임상심리사의 세계 안에 있는 어찌 보면 올바르지 않은 것들까지 무턱대고 옹호하지 않으려 했다.

한 걸음만 떨어져도 남의 집인 듯, 마치 들어가면 도둑이라도 되기라고 할 양 거리를 둔다. 각각의 직업은 독립적이면서도 함께하기에 여러 직업 세계에 따뜻한 관심을 가졌으면 좋겠다.

마지막으로 살면서 따라붙는 불행이 있다. 미리 헤아리고 짐작할 수 없다. 힘든 일 속에서 희망을 찾으려 해도 도저히 찾을 수도, 그럴 힘도 없을 때가 온다. 그런데도 어딘가엔 흐뭇하고 흡족한 작은 알갱이들이 올망졸망 있다. 낮에도 사람 수가 적지만, 어둠이 찾아오면 빛이 사라지는 곳이 있다. 깜깜한 밤하늘에 누워 하늘을 보면, 별들이 가득해진다. 빛나는 별들의 마음이 곰실곰실 따라붙기를 바란다.

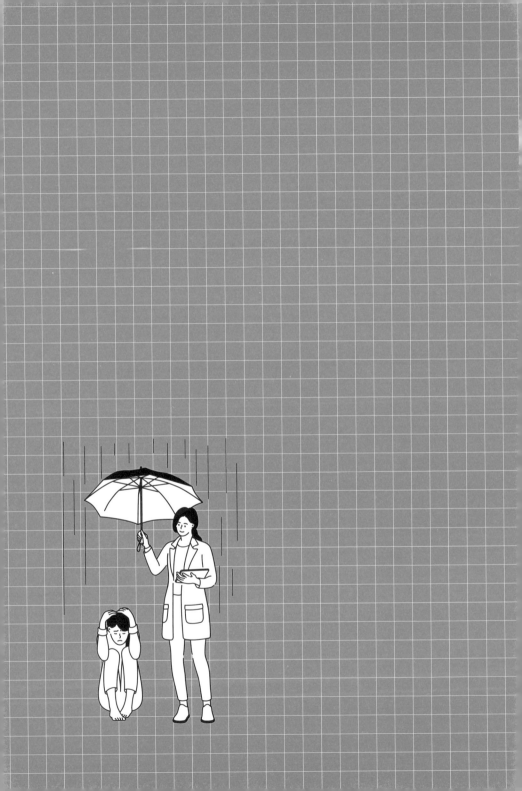

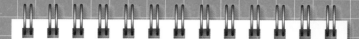

(부록)

💡 임상심리사 종류에 따른 자격 설명

💡 정신건강전문요원 수련 시 인정과목

💡 임상심리를 알아가는 데 도움이 되는 책

💡 한국심리학회 및 산하학회 소개

💡 임상심리사 종류에 따른 자격 설명

국내 임상 심리학 관련 자격 제도

자격명	자격구분	시행기관	비고
임상심리전문가	민간자격	한국심리학회& 한국임상심리학회	석사 이상
정신건강임상심리사	국가전문가격 (정신보건법)	보건복지부	1급: 석사 이상 2급: 학사 이상
임상심리사	국가기술자격 (국가자격기술법)	산업인력공단	1급: 석사 이상 2급: 학사 이상

* 임상심리전문가

구분	내용
자격 수여 및 발급기관	1. 발급기관: (사)한국심리학회 2. 시행기관: 한국임상심리학회
구분	등록민간자격
자격 발급 횟수	연 1회
응시자격	1. 수련위원회에 등록한 후 소정의 수련을 마친, 임상심리학 전공 석사학위 취득 및 그에 준한 자 또는 박사학위 취득자 2. 필기시험 중 기초과목은 수련 1년을 마친 후 응시 가능하다. 임상과목은 석사학위 취득 및 그에 준한 자의 경우 수련 3년, 박사 과정 중 수련 등록한 경우 수련 2년, 박사학위 취득자의 경우 수련 1년이 완료되는 시점에 응시 가능하다. 면접시험은 학회가 정한 소정의 수련을 모두 마친 자에 한한다.

수련기관	학회 지정 필수수련기관 또는 수련감독자가 근무하는 기관
수련기관 관리	○ (필수수련기관제도 운영)
수련기간	1. 석사취득자: 3년 이상(3천 시간 이상) 2. 박사과정: 2년 이상(2천 시간 이상) 3. 박사취득자: 1년 이상(1천 시간 이상) ※ 단, 수련기간 중 최소 1년 이상(1천 시간 이상)은 필수수련기관에서 이루어져야 함.
수련내용	· 이론 교육 및 실습 교육(심리 평가, 심리치료) 최소 이수 시간 명시 · 사례 발표, 논문 발표, 학회 참석, 대외 협력 지원 사업, 윤리 교육 등 필수이수 항목 명시
수련과정	수련등록 후 매년 상-하반기 해당 기간에 모집보고 및 수료보고→자격 규정 및 수련 과정 시행세칙에 따른 연차 인정 여부에 따라 자격시험 필기(기초, 임상) 응시→전 과 정 수련 종료 후 수련완료심사를 거쳐 면접 응시→수련완료자 및 면접 합격자에 대한 자격심사→자격증 교부
시험과목	■ 필기(기초+임상)+면접 및 자격심사 1. 기초: 생리심리학, 임상심리연구방법론, 성격심리학, 인지 및 학습심리학 2. 임상: 정신병리학, 심리치료, 심리평가 3. 면접 및 자격심사: 전문가 윤리, 전문지식, 태도 및 인성 등 평가

합격기준	1. 필기: 기초과목과 임상과목 각각에서 전체평균 60점 이상, 과목별 40점 이상
	2. 면접: 자격심사위원 과반수의 찬성에 의해 결정하고, 동수인 경우에는 자격심사
	   위원장이 결정
	3. 자격심사: 수련과정을 이수하고 필기시험과 면접시험에 합격한 자는 해당 서류
	   (수련이수 증명서, 필기시험 합격증, 이력서, 연구업적 및 논문 등)를 한국임상심리학회
	   임상심리전무낙 자격심사위원회에 제출

※ 출처: 한국임상심리학회 홈페이지
  https://www.kcp.or.kr/member/sub05_1_1.asp

＊정신건강임상심리사

보건복지부장관은 정신건강 분야에 관한 전문지식과 기술을 갖추고 보건복지부령으로 정하는 수련기관에서 수련을 받은 사람에게 정신건강전문요원의 자격을 줄 수 있다.

❶ 정신건강임상심리사란 정신건강 분야에 관한 전문지식과 기술을 갖추고 보건복지부령으로 정하는 수련기관에서 수련을 받은 사람으로서 보건복지부장관에게 자격을 인정받은 자를 말한다. 수련기간 및 경력에 따라 1급, 2급으로 구분된다.

❷ 정신과 병원 및 지역사회에서 정신보건에 관한 양질의 서비스를 제공할 전문인력의 수요가 증가하게 되면서, 정신질환의 예방과 정신질환자의 의료 및 사회복귀 등의 업무를 수행할 전문지식과 기술을 갖춘 인력을 양성하기 위해 자격제도를 제정하였다.

〈주요 특징〉

❶ 정신보건법이 정신건강증진및정신질환자복지서비스지원에관한법률로 개정되면서 '정신보건임상심리사'의 명칭이 '정신건강임상심리사'로 변경되었다.

❷ 정신건강임상심리사는 정신질환자에 대한 심리평가, 사회복귀시설의 운

영, 정신질환자와 사회복귀 촉진을 위한 생활훈련 및 작업훈련, 정신질환자와 그 가족에 대한 교육, 지도 및 상담, 정신질환자의 진단 및 보호신청, 정신질환 예방 활동 및 정신보건에 대한 조사연구, 기타 정신질환자의 사회적응 및 직업재활을 위한 활동을 수행한다.

〈자격기준〉

등급	정신건강임상심리사 자격기준
1급	1. 심리학에 대한 석사학위 이상을 소지한 사람(석사학위 취득 과정에서 보건복지부장관이 정하는 임상심리관련 과목을 이수한 경우로 한정한다)으로서 법 제17조제1항에 따른 정신건강전문요원 수련기관(이하 이 표에서 "수련기관"이라 한다)에서 3년(2급 자격취득을 위한 기간은 포함하지 아니한다) 이상 수련을 마친 사람 2. 2급 정신건강임상심리사 자격을 취득한 후 정신건강증진시설, 보건소 또는 국가나 지방자치단체로부터 정신건강증진사업등을 위탁받은 기관이나 단체에서 5년 이상 근무한 경력(단순 행정업무 등 보건복지부장관이 정하는 업무는 제외한다)이 있는 사람 3. 「국가기술자격법 시행령」 제10조제1항에 따른 임상심리사 1급 자격을 소지한 사람으로서 보건복지부장관이 지정한 수련기관에서 3년(2급 자격취득을 위한 기간은 포함하지 아니한다) 이상 수련을 마친 사람
2급	1. 심리학에 대한 학사학위 이상을 소지한 사람(학사학위 취득 과정에서 보건복지부장관이 정하는 임상심리관련 과목을 이수한 경우로 한정한다)으로서 수련기관에서 1년 이상 수련을 마친 사람 2. 「국가기술자격법 시행령」 제12조제1항에 따른 임상심리사 2급 자격을 소지한 사람으로서 수련기관에서 1년 이상 수련을 마친 사람

※ 출처: 정신건강증진 및 정신질환자 복지서비스 지원에 관한 법률 참고

〈정신건강임상심리사 수련 과정〉

구분(기간)		1년차		2년차		3년차	
급수	구분	과목	시간	과목	시간	과목	시간
1급	이론	합계	1,000	합계	1,000	합계	1,000
		소계	150	소계	150	소계	100
		개인심리치료 I	30	개인심리치료 II	30	집단치료 II	20
		심리평가 I	30	심리평가 II	30	임상심리연구방법	20
		정신사회재활이론	30	정신사회재활실제	30	가족치료	15
		면담기법	20	집단치료 I	30	소아청소년심리	15
		정신병리학 (이상 심리학)	30	신경심리평가	20	장애	-
		정신약물학	10	지역사회심리학	10	노년기심리장애	15
		-	-	-	-	심리학적자문	15
		소계	830	소계	830	소계	880
	실습	심리평가	330	심리/신경심리평가	280	심리평가	250
		개인/집단 심리치료	150	개인/집단 심리치료	200	개인/집단 심리치료	280
		정신사회재활	150	정신사회재활	150	정신사회재활	150
		개별사례분석	200	개별사례분석	200	개별사례분석	200
	학술활동	-	20	-	20	-	20
2급	이론	합계	1,000	-	-	-	-
		소계	150	-	-	-	-
		개인심리치료 I	30	-	-	-	-
		심리평가 I	30	-	-	-	-
		정신사회재활이론	30	-	-	-	-
		면담기법	20	-	-	-	-
		정신병리학 (이상 심리학)	30	-	-	-	-
		정신약물학	10	-	-	-	-

2급	실습	소계	830	–	–	–	–
		심리평가	330	–	–	–	–
		개인/집단심리치료	150	–	–	–	–
		정신사회재활	150	–	–	–	–
		개별사례분석	200	–	–	–	–
	학술활동	–	20	–	–	–	–

※ 출처: [네이버 지식백과] 정신건강임상심리사 (자격증 사전, SS 직업문제연구소 편집부)
https://terms.naver.com/entry.naver?docId=970524&cid=42114&cate
goryId=42114

＊ 임상심리사

임상심리사란 응시자격을 갖춘 자가 산업인력공단에서 시행하는 임상심리사
시험에 합격하여 그 자격을 취득한 자를 말한다. 자격등급은 학력과 경력에 따라 1
급과 2급, 2단계로 나누어진다. 응시자는 필기시험과 실기시험을 통과해야 한다.

〈자격정보〉

(1) 자격 개요

❶ 임상심리사란 응시자격을 갖춘 자가 산업인력공단에서 시행하는 임상심리
사 시험에 합격하여 그 자격을 취득한 자를 말한다.

❷ 임상심리사는 학력과 경력에 따라 임상심리사 1급과 임상심리사 2급, 2단
계로 자격등급이 나누어진다.

❸ 임상심리사 자격은 국민의 심리적 건강을 위해 임상심리학적인 전문지식과

기술을 활용하여 업무를 수행할 수 있는 전문인력을 양성하기 위하여 제정하였다.

(2) 자격 특징

❶ 임상심리사는 심리평가, 심리검사 등을 주로 하고, 심리상담사는 심리상담과 심리치료를 하지만 임상심리사와 심리상담사는 정신과 의사들이 행하는 약물처방이나 치료는 하지 않는다.

❷ 임상심리사는 인간의 심리적 건강 및 효과적인 적응을 다루어 궁극적으로는 심신의 건강 증진을 돕고, 심리적 장애가 있는 사람에게 심리평가와 심리검사, 개인 및 집단 심리상담, 심리재활프로그램의 개발과 실시, 심리학적 교육, 심리학적 지식을 응용해 자문을 한다.

(3) 등급별 업무내용

❶ 임상심리사 1급은 국민의 심리적 건강과 적응을 위해 임상심리학적 지식을 활용하여 심리평가, 심리검사, 심리치료상담, 심리재활, 심리교육 및 심리자문 등의 업무를 수행한다.

❷ 임상심리사 2급은 임상심리사 1급의 업무를 보조하는 직무를 수행하며, 국민의 심리적 건강과 적응을 위해 기초적인 심리평가, 심리검사, 심리치료상담, 심리재활 및 심리교육 등의 업무를 주로 수행한다.

〈응시 자격〉

구분	응시자격 내용	비고
임상심리사 1급	① 임상심리와 관련하여 2년 이상 실습 수련을 받은 자 또는 4년 이상 실무에 종사한 자로서 심리학 분야에서 석사 학위 이상의 학위를 취득한 자 및 취득 예정자. ② 임상심리사 2급 자격을 취득한 후 임상심리와 관련하여 5년 이상 실무에 종사한 자.	① 석사 + 2년 이상 실습수련 or 4년 이상 실무 ② 2급 + 5년 이상 실무
임상심리사 2급	① 임상심리와 관련하여 1년 이상 실습 수련을 받은 자로서 대학졸업자 및 졸업예정자. ② 임상심리와 관련하여 2년 이상 실무에 종사한 자로서 대학졸업자 및 졸업예정자.	① 학사 + 1년 이상 실습수련 ② 학사 + 2년 이상 실무

〈시험과목과 시험방법〉

구분	시험과목		시험방법
	임상심리사 2급	임상심리사 1급	
필기시험	① 심리학개론 ② 이상심리학 ③ 심리검사 ④ 임상심리학 ⑤ 심리상담	① 임상심리연구방법론 ② 고급이상심리학 ③ 고급심리검사 ④ 고급임상심리학 ⑤ 고급심리치료	객관식, 과목당 20문항 (150분)
실기시험	임상실무	고급 임상 실무	필답형(3시간)

〈합격 기준〉

❶ 필기시험 : 100점을 만점으로 하여 매 과목 40점 이상, 전 과목 평균 60점

　이상

❷ 실기시험 : 100점을 만점으로 하여 60점 이상

〈필기시험 면제〉

필기시험에 합격한 자에 대하여는 필기시험 합격자 발표일로부터 2년간 필기

시험을 면제한다.

※ 출처: [네이버 지식백과] 임상심리사 (자격증 사전, SS 직업문제연구소 편집부)
　https://terms.naver.com/entry.naver?docId=6197210&cid=42114&categor
　yId=42114

💡 정신건강전문요원 수련 시 인정과목

❶ 정신건강증진 및 정신질환자 복지서비스 지원에 관한 법률 시행령(이하 "시행령"이라 한다.)

제12조제1항 별표1의 규정에 의하여 대학원 또는 대학에서 이수한 교육과정은 다음 각호의 1과 같다.

대학원 임상심리관련 과목

가. 필수과목 (4과목) : 정신병리학(혹은 고급이상심리학), 심리평가(혹은 심리진단, 심리검사), 심리치료(혹은 고급상담이론), 연구방법론(혹은 고급심리통계, 고급심리설계)

나. 선택과목(25과목 중 3과목) : 인지치료, 행동치료, 정신분석치료, 집단치료, 아동심리치료, 노인심리치료, 예술치료, 놀이치료, 가족치료, 게슈탈트치료(이상 상담 및 치료과목 중 택 1), (임상)신경심리평가, 아동심리평가, 투사검사, 고급측정이론, 다변량 분석(이상 평가 및 측정과목 중 택1), 재활심리학, 임상현장실습, 건강심리학, 발달정신병리학, 신경인지과학, 고급발달심리학, 고급생리심리학, 고급학습심리학, 고급인지심리학, 고급성격심리학(이상 기초 및 응용 과목 중 택1)

대학 임상심리 관련과목

가. 필수과목(4과목) : 임상심리학, 이상심리학, 심리평가(또는 심리검사, 심리 진단), 연구방법론(또는 심리통계, 심리설계)

나. 선택과목(29과목 중 6과목) : 상담심리학, 집단상담, 가족상담, 아동상담, 특수아상담, 신경심리평가, 아동심리평가, 심리측정 이론(이상 상담 및 치료/평가 및 측정 과목 중 택1), 발달심리학, 생리심리학(또는 생물심리학), 신경심리학, 실험심리학, 학습심리학, 인지심리학, 언어심리학, 성격심리학, 사회심리학, 지각심리학, 동기 및 정서 심리학(이상 기초과목 중 택3), 건강심리학, 성심리학, 법정심리학, 행동의학, 재활심리학, 발달정신병리학, 임상현장실습, 스트레스와 적응, 노인심리학, 청년심리학(이상 응용 과목 중 택2)

❷ 보건복지부장관은 제1항에서 규정된 인정과목과 교과목의 명칭이 동일하지 아니하더라도 교과의 내용이 동일할 경우 제14조 운영위원회의 심의를 거쳐 동일교과목으로 인정할 수 있다.

※ 보건복지수 고시 2021.06.21.

💡 임상심리를 알아가는 데 도움이 되는 책

책 제목	저자	역자	출판사
DSM-5 정신질환의 진단 및 통계 편람	American Psychiatric Association	권준수	학지사
마음의 증상과 징후	Femi Oyebode	김용식	중앙문화사
최신정신의학	민성길, 김찬형		일조각
임상가를 위한 인지신경학·신경심리학	나덕렬		뇌미인
신경정신의학	대한신경정신의학회 엮음		아이엠이즈컴퍼니
사례로 읽는 임상심리학	김중술		서울대학교출판부
현대 이상심리학	권석만		학지사
MMPI-2 성격 및 정신병리 평가	John R. Graham	이훈진	시그마프레스
PAI의 임상적 해석	홍상황, 김영환, 오상우, 박은영		인싸이트
로르샤하 종합체계	John E. Exner	윤화영	학지사
로르샤하 종합체계 워크북	John E. Exner	김영환	학지사
로르샤하 해석의 원리	어빙 B. 와이너	김영환	학지사
WISC-V 임상적 활용과 해석 지침서	Lawrence G. Weiss	이명경	학지사
그림을 통한 아동의 진단과 이해	신민섭		학지사
HTP와 KHTP 심리진단법	김동연 엮음		동아문화사

책제목	저자	역자	출판사
BGT심리진단법	정종진		학지사
성인과 아동을 위한 BGT의 정신 역동적 해석	Norman Reichenberg	최성진	박영스토리
사례를 통한 로르샤흐 해석	John E. Exner Jr, Philip Erdberg	김도연	학지사
DSM-5 기반 아동정신건강 사례 및 치료가이드	Cathryn A. Galanter, M.D., Peter S. Jensen	안동현	학지사
청소년 자해상담-이론과 실제	서미		학지사
현대 심리치료와 상담 이론	권석만		학지사
애착과 심리치료	David J. Wallin	김진숙, 윤숙경, 이지연	학지사
기분 다스리기	데니스 그린버거, 크리스틴 페데스키	권정혜	학지사
최신 집단정신치료의 이론과 실제	어빈 얄롬, Molyn Leszcz	장성숙, 최혜림	하나의학사
입원환자의 집단 정신치료	어빈 얄롬	박순환	하나의학사
만성정신과 환자를 위한 정신재활	로버트 폴 리버만	김철권, 변원탄	하나의학사
인지행동치료 이론과 실제	Judith S. beck	최영희	하나의학사

💡 한국심리학회 및 산하학회 소개

분과	구분	학회명	홈페이지
1	임상	한국임상심리학회	www.kcp.or.kr
2	상담	(사)한국상담심리학회	www.krcpa.or.kr
3	산업 및 조직	KSIOP	www.ksiop.or.kr
4	사회 및 성격	한국사회및성격심리학회	www.ksppa.or.kr
5	발달	한국발달심리학회	www.baldal.or.kr
6	인지 및 생물	한국인지및생물심리학회	www.cogpsych.jams.or.kr
7	문화 및 사회문제	한국문화및사회문제심리학회	www.kpacsi.or.kr
8	건강	한국건강심리학회	www.healthpsy.or.kr
9	여성	한국여성심리학회	www.kswp.or.kr
10	소비자광고	한국소비자광고심리학회	www.kscap.co.kr
11	학교	한국학교심리학회	www.schoolpsych.or.kr
12	법	한국법심리학회	www.kapl-kpa.or.kr
13	중독	한국중독심리학회	www.addictpsy.or.kr
14	코칭	한국코칭심리학회	www.coachingpsychology.or.kr
15	심리측정평가	한국심리측정평가학회	www.kspma.or.kr
		한국심리학회	www.koreanpsychology.or.kr

※ 한국심리학회 홈페이지를 통해 산하학회 확인하여 표로 작성하였음

임상심리사의 하루

임상심리사의 하루를 통해 나의 하루를 되새겨 본다. 같은 일상 속에서 매번 다른 일들이 벌어지는지라 나조차도 정리할 엄두가 나지 않는다. 그럼에도 이 책의 끝에서 지나온 과정을 다시 이야기하는 건 목적 없이 이리 치이고 저리 치이며 살지 말고 중심을 잡고 나를 바라보고 싶음이리라. 나는 어디에서 왔고, 어디로 흘러가고 있는지를 아는 사람이고 싶다.

임상심리사는 자신의 방을 가지고 있는 직업군 중 하나이다. 보통 깔끔하지만 강박적이지 않은 직사각형의 방에 책상과 검사도구가 배치되어 있다. 환자를 만나는 태도를 엿볼 수 있다. 과하지 않은 중용의 상태를 유지하기 위해 임상심리사는 사실 꽤 치밀하다. 아홉 시에 환자를 만나기로 예약이 되어 있다면, 시곗바늘은 이전으로 역행하여 심리검사 및 면담을 준비한다. 검사실 문을 열고, 환자의 인적사항을 묻는 첫 대면이 시작되지만, 임상심리사는 이미 너머의 것들을 의연하게 바라보고 있는지도 모르겠다.

이렇듯 임상심리사의 하루는 환자와 맞닿아 있다. 환자를 만나는 시간이나 그렇지 않은 시간에도 결국 도착지는 환자의 마음 어딘가에 있다. 출근과 퇴근 시간이 정해져 있다고는 하지만, 그것을 지키지 않는 것이 나인지 업무의 과중 때문인지 생각조차 하지 못한 채, 낮이고 밤이고 없는 생활이 지속된다.

환자를 만나고 나면 채점하고 이를 토대로 평가를 해서 보고서를 작성한다. 하루에 풀베터리 한 케이스를 하기에 실상 여덟 시간은 그리 긴 시간이 아니다. 그러나 직원으로서 해야 할 일은 여기에 그치지 않는다. 회의 참석, 서류요청 업무, 교육, 강의 등 눈에 보이지 않는 일들이 많다.

그럼에도 최대한 빠르고 정확하게 보고서를 올리려고 노력한다. 마치 그래야 내가 더 나은 사람이 될 수 있는 것처럼. 이곳에서 나는 어떤 의미를 찾고 있는 걸까. 그저 나는 누군가 아픈 사람을 어루만져야 한다면 내가 그러고 싶다. 그 길 위에 있고 싶다.

임상심리사가 된 뒤로 나의 낮과 밤은 오롯이 병원에 있었다. 그러고 보니 정작 나를 찾는 일은 게을러지고, 이것도 저것도 아닌 삶이 반복된다. 그래서 임상심리사는 더욱 정확히 퇴근시간을 지키기를 바란다. 나 또한 그러려고 한다. 심리검사에 치여 쓰러지고 그만두기를 반복하는 게 아닌, 오래토록 할 수 있는 곳이 되어야 한다.

퇴근을 하고 오랫동안 기다린 아이를 차에 태워 집에 간다. 그리웠던 만큼 아이들과의 시간이 길어진다. 그러다 보면 어느새 씻어야 할 시간도, 꿈나라에 가야 할 시간도 지나 있다. 부랴부랴 씻고 까르르 소리가 언제 멈출지 모르는 사이에 잠이 든다.

한동안 잠을 이루지 못한 날들이 있었다. 학문을 하는 것도, 결혼생활을 하는 것도, 육아를 하는 것도 이 마음을 달래 주질 못했다. 모두는 내 마음을 들여다보질 못해서 생긴 일이었다. 소중하고 아름다운 만큼 시간을 들여 어루만질 줄 알아야 한다. 나는 이제야 연습하고 아낄 줄 아는 임상심리사가 되어가고 있다. 당신의 하루도 행복하길 바란다.

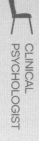

CLINICAL
PSYCHOLOGIST

임상심리사는 이렇게 일한다

지 은 이 장윤미

펴 낸 날 1판 1쇄 2023년 4월 25일

대표이사 양경철
편집주간 박재영
편   집 배혜주
디 자 인 박찬희

발 행 처 ㈜청년의사
발 행 인 이왕준
출판신고 제313-2003-305(1999년 9월 13일)
주   소 (04074) 서울시 마포구 독막로 76-1(상수동, 한주빌딩 4층)
전   화 02-3141-9326
팩   스 02-703-3916
전자우편 books@docdocdoc.co.kr
홈페이지 www.docbooks.co.kr

ISBN 979-11-982236-9-2(13510)

• 책값은 뒤표지에 있습니다.
• 잘못 만들어진 책은 서점에서 바꿔드립니다.